Jelena Bindja

Differenzielles Biomarker-Expressionsmodell in SIRS/Sepsis

Jelena Bindja

Differenzielles Biomarker-Expressionsmodell in SIRS/Sepsis

Untersuchung des Zytokinprofils in einem ex-vivo TLR-Vollblutstimulationssystem

Südwestdeutscher Verlag für Hochschulschriften

Impressum/Imprint (nur für Deutschland/only for Germany)
Bibliografische Information der Deutschen Nationalbibliothek: Die Deutsche Nationalbibliothek verzeichnet diese Publikation in der Deutschen Nationalbibliografie; detaillierte bibliografische Daten sind im Internet über http://dnb.d-nb.de abrufbar.
Alle in diesem Buch genannten Marken und Produktnamen unterliegen warenzeichen-, marken- oder patentrechtlichem Schutz bzw. sind Warenzeichen oder eingetragene Warenzeichen der jeweiligen Inhaber. Die Wiedergabe von Marken, Produktnamen, Gebrauchsnamen, Handelsnamen, Warenbezeichnungen u.s.w. in diesem Werk berechtigt auch ohne besondere Kennzeichnung nicht zu der Annahme, dass solche Namen im Sinne der Warenzeichen- und Markenschutzgesetzgebung als frei zu betrachten wären und daher von jedermann benutzt werden dürften.

Coverbild: www.ingimage.com

Verlag: Südwestdeutscher Verlag für Hochschulschriften GmbH & Co. KG
Dudweiler Landstr. 99, 66123 Saarbrücken, Deutschland
Telefon +49 681 37 20 271-1, Telefax +49 681 37 20 271-0
Email: info@svh-verlag.de

Zugl.: Ulm, Universität, Diss., 2009

Herstellung in Deutschland:
Schaltungsdienst Lange o.H.G., Berlin
Books on Demand GmbH, Norderstedt
Reha GmbH, Saarbrücken
Amazon Distribution GmbH, Leipzig
ISBN: 978-3-8381-2746-0

Imprint (only for USA, GB)
Bibliographic information published by the Deutsche Nationalbibliothek: The Deutsche Nationalbibliothek lists this publication in the Deutsche Nationalbibliografie; detailed bibliographic data are available in the Internet at http://dnb.d-nb.de.
Any brand names and product names mentioned in this book are subject to trademark, brand or patent protection and are trademarks or registered trademarks of their respective holders. The use of brand names, product names, common names, trade names, product descriptions etc. even without a particular marking in this works is in no way to be construed to mean that such names may be regarded as unrestricted in respect of trademark and brand protection legislation and could thus be used by anyone.

Cover image: www.ingimage.com

Publisher: Südwestdeutscher Verlag für Hochschulschriften GmbH & Co. KG
Dudweiler Landstr. 99, 66123 Saarbrücken, Germany
Phone +49 681 37 20 271-1, Fax +49 681 37 20 271-0
Email: info@svh-verlag.de

Printed in the U.S.A.
Printed in the U.K. by (see last page)
ISBN: 978-3-8381-2746-0

Copyright © 2011 by the author and Südwestdeutscher Verlag für Hochschulschriften GmbH & Co. KG and licensors
All rights reserved. Saarbrücken 2011

Inhaltsverzeichnis

Inhaltsverzeichnis I

Abkürzungsverzeichnis III

1 Einleitung 1
   1.1 Inflammation durch Trauma – Systemic Inflammatory Response 1
   Syndrome 1
   1.2 Inflammation durch Sepsis 1
   1.3 Toll-like Rezeptoren: angeborene Immunität 2
      1.3.1   Einleitung: Entdeckung der *Toll-like* Rezeptoren bei Drosophila 2
      1.3.2   *Toll-like* Rezeptoren und ihre Liganden 2
   1.4 Toll-like Rezeptoren und ihre Signalwege 4
   1.5 Toll-like Rezeptoren: angeborene und adaptive Immunität 6
      1.5.1   *Toll-like* Rezeptoren auf DC beeinflussen Th1- und Th2-Antwort 6
      1.5.2   *Toll-like* Rezeptorverteilung auf DC bestimmt T-Zelldifferenzierung 7
      1.5.3   *Toll-like* Rezeptorverteilung auf T-Zellen und Funktion 8
      1.5.4   *Toll-like* Rezeptoren und regulatorische T-Zellen 8
   1.6 Fragestellung der Arbeit 9

2 Material und Methoden 10
   2.1 Patientenkollektiv 10
      2.1.1   Definitionskriterien für SIRS, Sepsis und septischen Schock 10
      2.1.2   Liste einzelner Patienten 10
   2.2 RBM'S TruCulture® Tubes 13
      2.2.1   Erstellte Testreihe mit TruCulture® *Tubes* 13
      2.2.2   Durchführung der Blutabnahme 14
   2.3 Microsphere-based Multiplexed Analysis 16
   2.4 Enzyme-linked Immunosorbent Assay 17
      2.4.1   Prinzip 17
      2.4.2   Inhalte des *Kits* 18
      2.4.3   Durchführung des HMGB-1 ELISA *Kit* II Testes 19
      2.4.4   Vorbereitung der Reagenzien 19
      2.4.5   Pipettierung der 96-*Well*-Mikrotiterplatte 20
   2.5 Statistik 21
      2.5.1   Mann-Whitney-U-Test 21
      2.5.2   *Software* 21

3 Ergebnisse 22
   3.1 Spontane Zytokinfreisetzung nach 24h TruCulture® ohne TLR-Ligand 22
      3.1.1   Übersicht der Biomarkerfreisetzungen einzelner Probanden 28
   3.2 Biomarkerfreisetzung nach 24h TruCulture® mit TLR-Liganden 30
      3.2.1   Übersicht über die Stimulierbarkeit der Zellen von Trauma- und Sepsispatienten 59
   3.3 Verhältnis von TNF-α zu löslichem TNF Rezeptor II 65

3.3.1	Verhältnis nach 24h TruCulture® mit LPS	65
3.3.2	Verhältnis nach 24h TruCulture® mit Flagellin	67
3.3.3	Verhältnis nach 24h TruCulture® mit weiteren TLR-Liganden	70

3.4 Verhältnis von IL-1β zu IL-1 Rezeptorantagonist *71*

3.4.1	Verhältnis nach 24h TruCulture® mit LPS	72
3.4.2	Verhältnis nach 24h TruCulture® mit Flagellin	74
3.4.3	Verhältnis nach 24h TruCulture® mit weiteren TLR-Liganden	76

3.5 Spontane HMGB-1 Werte im Heparinplasma *77*

3.6 HMGB-1 und RAGE nach 24h TruCulture® mit TLR-Liganden *78*

3.7 TruCulture® nach MAPK Inhibition *80*

4 Diskussion 82

4.1 Methodische Aspekte *82*

4.1.1	Statistik	82

4.2 Inhaltliche Aspekte *83*

4.2.1	Biomarker im Plasma von Kontrollen und Patienten	83
4.2.2	Unterschiede in der spontanen Sekretion von Biomarkern nach 24h TruCulture® ohne TLR-Ligand	84
4.2.3	Biomarkerfreisetzung nach 24h TruCulture® mit TLR-Liganden	84
4.2.4	Unterschiede in der Biomarkerfreisetzung nach 24h TruCulture® mit TLR-Liganden	88
4.2.5	HMGB-1 im Plasma und nach 24h TruCulture® ohne TLR-Ligand	89
4.2.6	HMGB-1 und RAGE nach 24h TruCulture® mit TLR-Liganden	90
4.2.7	Rezeptor-Ligand Ratios	92
4.2.7.1	Verhältnis von TNF-α zu sTNF-RII	92
4.2.7.2	Verhältnis von IL-1β zu IL-1RA	93
4.2.8	24h TruCulture® nach MAPK Inhibitor	95

4.3 Schlussfolgerung *98*

4.4 Ausblick *100*

5 Zusammenfassung 102

6 Literaturverzeichnis 104

Anhang **108**

Danksagung **109**

Über den Autor **109**

Abkürzungsverzeichnis

AP-1	*Activator Protein 1*
APC	Antigen-präsentierende Zelle
ATF	*Activating Transcription Factor*
BCL	B-Zell-Lymphom
CARS	*Compensatory Anti-inflammtory Response Syndrom*
CD	*Cluster of Differentiation*
COX2	Cyclooxygenase 2
CpG	Cytosin-phosphatidyl-Guanosin
DAMPs	*Danger Associated Molecular Patterns*
DC	Dendritische Zelle
DNA	Desoxyribonukleinsäure
dsDNA	Doppelsträngige DNA
dsRNA	Doppelsträngige RNA
EDTA	Athylendiamintetraessigsäure
ERK	*Extracellular Signal-regulated Kinase*
Foxp3	*Forkhead Box P3*
FSL-1	*Fibroblast-stimulating Lipopeptide 1*
G-CSF	*Granulocyte Colony-stimulating Factor*
GITR	*Glucocorticoid-induced Tumor Necrosis Factor Receptor*
GM-CSF	*Granulocyte Macrophage Colony-stimulating Factor*
HIV	Humanes Immundefizienzvirus
HMGB-1	*High-mobility Group Protein*
HP	Heparinplasma
IFN	Interferon
IkB	*Inhibitor of Kappa Light Chain Gene Enhancer in B-cells*
IKK	*Inhibitor of Kappa Light Chain Gene Enhancer in B-cells Kinase*
IL	Interleukin
IL-1RA	Interleukin 1 Rezeptorantagonist
iNOS	*Inducible Nitric Oxide Synthase*
IRAK	*IL-1 Receptor Associated Kinase*
IRF	*Interferon Regulatory Factor*
JAK	Januskinase
JNK	*C-Jun N-terminal Kinase*
LPS	Lipopolysaccharid
MALP-2	*Macrophage-activating Lipopeptide 2*

MAPK	*Mitogen Activated Protein Kinase*
MARS	*Mixed Anti-inflammatory Response Syndrome*
MCP-1	*Monocyte Chemoattractant Protein 1*
MEK	MAPK ERK Kinase
MHC	*Major Histocompatibility Complex*
MIP-1α	*Macrophage-inflammatory Protein 1 Alpha*
MKK	*Mitogen Activated Protein 2 Kinase Kinase*
MMP	Matrix-Metalloproteinase
mRNA	*Messenger RNA*
MyD88	*Myeloid Differentiation Primary Response Protein 88*
NF-kB	*Nuclear Factor of Kappa Light Chain Gene Enhancer in B-cells*
NK	Natürliche Killerzellen
NO	Stickstoffmonoxid
ODN	Oligodeoxynukleotid
Pam3CSK4	*Tripalmitoylated Bacterial Lipopeptide*
PAMPs	*Pathogen Associated Molecular Patterns*
pDC	Plasmazytoide dendritische Zellen
Poly (I:C)	*Polyinosinic-polycytidylic Acid*
PPAR-γ	*Peroxisome Proliferator-activated Receptor Gamma*
PRR	*Pathogen Recognition Receptors*
RAGE	*Receptor for Advanced Glycation End Products*
RANK	*Receptor Activator of NF-kB*
RIP1	*Receptor Interacting Protein 1*
RNA	Ribonukleinsäure
SIGIRR	*Single Immunoglobulin Interleucin 1 Receptor Related Molecule*
SIRS	*Systemic Inflammatory Response Syndrom*
SOCS-1	*Suppressor of Cytokine Signaling*
ssRNA	Einzelsträngige RNA
STAT	*Signal Transducers and Activators of Transcription.*
sTNF-RII	Tumornekrosefaktor Rezeptor Typ 2
TAB	*TAK1 Binding Protein*
TAK1	*TGF-ß-activated Protein*
TGF-ß	*Tumor Growth Factor Beta*
Th1	T-Helfer 1 Zelle
Th2	T-Helfer 2 Zelle
TIR	*Toll/Interleukin 1 Receptor*

TIRAP/MAL	*TIR Domain-containing Adapter Protein*
TLR	*Toll-like-receptor*
TNF-α	Tumornekrosefaktor alpha
Tollip	*Toll Interacting Protein*
TRAF6	*TNF Receptor-associated Factor 6*
TRAM	*Trif Related Adapter Molecule*
Treg	Regulatorische T-Zelle
Trif	*TIR Domain-containing Adapter Inducing IFN-ß*
ZNS	Zentrales Nervensystem

1 Einleitung

1.1 Inflammation durch Trauma – *Systemic Inflammatory Response Syndrome*

Nach großen operativen Eingriffen oder Traumen kommt es zu einer Gewebsschädigung, die das Immunsystem stimulieren kann und eine überschießende Immunantwort auslöst, das sogenannte *Systemic Inflammatory Response Syndrome* (SIRS). Während der Gewebsschädigung werden endogene Liganden, sogenannte Selbst-Antigene freigesetzt, die an Rezeptoren der angeborenen Immunität, den *Toll-like* Rezeptoren, binden und Signalwege aktivieren, die zur Ausschüttung von pro-inflammatorischen Biomarkern führen. Zu den Selbst-Antigenen gehören Heat Shock Proteine, Fibrinogen, Fibronectin, Hyaluran, Biglykane und HMGB-1 [21]. Sie werden häufig als *Danger Associated Molecular Patterns* (DAMPs) bezeichnet. Der überschießenden pro-inflammatorischen Immunantwort folgt eine kompensatorische anti-inflammatorische Immunantwort [49]. Diese Phase geht einher mit einem erhöhten Risiko opportunistischer Infektionen und der Entwicklung einer Sepsis mit Multiorganversagen [19]. Außerdem entwickelt sich, ähnlich wie in der Sepsis, eine Pathogentoleranz, die häufig auch als Immunparalyse oder Immunsuppression bezeichnet wird. Wie kann man Hochrisikopatienten erkennen und ist die Pathogentoleranz global?

1.2 Inflammation durch Sepsis

Das *Systemic Inflammatory Response Syndrome* wird in der Sepsis nicht durch DAMPs, sondern durch *Pathogen Associated Molecular Patterns* (PAMPs) ausgelöst. Hierbei handelt es sich um Pathogene von Bakterien, Viren oder Pilzen. Diese PAMPs stimulieren die Rezeptoren des angeborenen Immunsystems und führen zu einer überschießenden Immunantwort. Das SIRS geht über in ein *Mixed Anti-inflammatory Response Syndrome* (MARS), das wiedrum in ein *Compensatory Anti-inflammtory Response Syndrome* (CARS) übergehen kann [49]. Auch hier entwickelt sich eine Pathogentoleranz. Während der starken pro-inflammatorischen Immunantwort, kommt es zur Freisetzung von IL-1ß und TNF-α, die die Expression von Gewebefaktoren induzieren, die wiederum die Gerinnungskaskade aktivieren. Verstärkte Expression von Adaptormolekülen aktiviert Leukozyten, welche durch zytotoxische Substanzen („respiratory burst") die Endothelzellen schädigen. Mikrozirkulationsstörungen und Ausbildung eines Kapillarlecks sind die Folgen. Stimulation der NO-Synthetase führt zur Vasodilatation und verstärkt den Flüssigkeitsverlust über das Kapillarleck. Wie sind die Folgen dieser überschießenden Immunantwort zu verhindern oder zu stoppen?

1.3 *Toll-like* Rezeptoren: angeborene Immunität

1.3.1 Einleitung: Entdeckung der *Toll-like* Rezeptoren bei Drosophila

Vor 18 Jahren wurden erstmals Toll Gene in Drosophila entdeckt [44]. Das Drosophila Toll Protein zeigte sich als essentiell für die anti-fungale Antwort dieser Fliegen. Weiter Untersuchungen deckten die entscheidende Rolle von Toll Proteinen in der angeborenen Immunität auf. In Säugetieren wurden derzeit 11 Drosophila homologe Toll Proteine, die *Toll-like* Rezeptoren (TLR), beschrieben. TLR sind in der Evolution konservierte Proteine. TLR stellen eine Subfamilie in der größeren Superfamilie der Interleukin Rezeptoren dar. Die Ähnlichkeit bezieht sich auf den transmembranären und zytoplasmatischen Anteil, der hochkonserviert ist und die intrazellulären Signalkaskaden einleitet. Die extrazelluläre Domäne besteht aus leucinreichen Wiederholungen. Diese variieren von Rezeptor zu Rezeptor und dienen der Ligandenerkennung [3]. TLR finden sich vor allem auf Makrophagen und dendritischen Zellen, aber auch B- und T-Zellen. Demnach tragen Zellen der erworbenen Immunität ebenfalls TLR, wenn auch in geringerer Expressionsdichte. TLR sind PRRs, sogenannte *Pathogen Recognition Receptors*, die PAMPs (*Pathogen-Associated Molecular Patterns*) erkennen.

1.3.2 *Toll-like* Rezeptoren und ihre Liganden

TLR1, 2 und 6

TLR2 ist ein Oberflächenmembranprotein, das ein äußerst breites Spektrum an PAMPS darunter Lipoproteine, Lipopeptide, Peptidoglykane und Lipoteichonsäure von gram-positiven Bakterien, desweiteren Lipoarabinomannan von Mykobakterien, in Phenol gelöstes Modulin von Staphylokokken, Zymosan von Pilzen und Glycosylphosphatidylinositol von Trypanosoma cruzi erkennt [6]. TLR2 kommt nur als Komplex mit TLR1 oder 6 vor, welche ebenfalls an der Oberflächenmembran vorkommen. Das TLR1/2-Heterodimer bindet bevozugt triacylierte Lipopeptide, während TLR2/6 diacylierte Lipopeptide bevorzugt. Pam3CSK4 ist ein synthetisches bakterielles Lipopeptid, das einen triacylierten Cysteinrest am N-Terminus aufweist. Als Lipopeptid ist es eigentlich eine Wandkomponente gram-positiver und gram-negativer Bakterien. TLR2/6-Heterodimere erkennen das synthetische Peptid MALP-2 oder FSL-1. MALP-2 wurde ursprünglich aus Mycoplasma fermentans isoliert und gehört in die Gruppe der diacylierten Lipopeptide. FSL-1 wurde erstmals aus Mycoplasma salivarium gewonnen und ist der MALP-2 synthetisch analog.

TLR3

TLR3 ist an der Erkennung von doppelsträngiger RNA beteiligt. Doppelsträngige RNA wird von den meisten Viren während ihrer Replikation produziert. Poly (I:C) ist synthetische Doppelstrang-RNA. Poly (I:C) besteht aus einem Polymer aus Inosinsäure und einem Polymer aus Cytidinsäure.

Die Homologie von Poly (I:C) zu doppelsträngiger RNA ist in der neuesten Literatur intensiv diskutiert und in Frage gestellt worden [36]. TLR3 wird endosomal exprimiert, kommt also nicht als Oberflächenrezeptor vor.

TLR4

TLR4 wird auf der Zelloberfläche exprimiert und erkennt bakterielles Endotoxin (LPS, Lipopolysaccharid der Außenmembran gram-negativer Bakterien), welches zu einem Endotoxinschock führen kann. Für die Erkennung von LPS über den TLR4 muss LPS einen Komplex mit dem LPS-Bindeprotein (LBP), das im Plasma zirkuliert, bilden. Zuerst wird dieser Komplex dann von dem CD14-Rezeptor, der überwiegend von Makrophagen und Monozyten exprimiert wird, erkannt. MD-2, ein sezerniertes Protein, assoziiert mit dem extrazellulären Anteil von TLR4 und vermittelt ein effizientes Triggering der inflammatorischen Signalkaskade [6].

TLR5

TLR5 ist ebenfalls ein Oberflächenmembranprotein, das als Monomer exprimiert wird. Der Rezeptor erkennt Flagellin, ein Geißelprotein von Bakterien [40].

TLR7, 8

TLR7 erkennt Einzelstrang-DNA, aber seine Spezifität ist noch Gegenstand weitreichender Diskussion, er wird nur endosomal exprimiert und die Stimulation von TLR7 bewirkt eine antivirale und Tumor-spezifische Immunantwort über die Freisetzung von Interferonen [3]. Der Rezeptor kann durch synthetische Liganden wie Imiquimod, Resiquimod, Loxoribin, ein Guanosinanalogon, stimuliert werden. TLR8 erkennt einzelsträngige RNA zum Beispiel von HIV und Influenzaviren. RNA von Escherichia coli Bakterien ist ebenfalls ein TLR8-Ligand.

TLR9

TLR9 ist ein endosomal exprimierter Rezeptor und ist für die Erkennung von unmethylierter Einzelstrang-DNA, sogenannter CpG-Oligonukleotide (ODN) essentiell. Bakterielle DNA enthält unmethylierte CpG-Motive im Gegensatz zu humaner CpG-DNA, die stark methyliert ist. Die methylierten Oligonukleotide aktivieren den TLR9 nicht [60]. Synthetische Oligodeoxynukleotide (ODNs) bestehen aus unmethylierter CpG-DNA. Es lassen sich drei Typen von CpG-ODNs unterscheiden, welche synthetisch hergestellt werden. Sie unterscheiden sich in der CpG-Sequenz. Die Sequenz eines Typ A CpG-ODN, z.B. ODN 2216, lautet 5'-GGG GGA CGA TCG TCG GGG GG-3'. Die Sequenz eines Typ B CpG-ODN, z.B. ODN2006, ist 5'-TCG TCG TTT TGT CGT TTT GTC GTT-3'. Typ A CpG-ODNs induzieren hohe IFN-α Produktion von pDC, sind aber schwache Stimulatoren der TLR9-abhängigen NF-kB Antwort. Typ B CpG-ODNs aktivieren B-Zellen zu einer starken Proliferationsantwort und stimulieren die IFN-α Sekretion nur schwach. Die Typ C CpG-ODNs kombinieren beide Stimulationsphänomene. Sie stimulieren sowohl IFN-α Sekretion als auch B-Zellaktivierung.

TLR10, 11

Über den TLR10 ist noch nichts bekannt. TLR11 ist ein Oberflächenmembranprotein, dass Escherichia coli und das profilinähnliche Protein des Urtierchens Toxoplasma gondii erkennt [63].

1.4 *Toll-like* Rezeptoren und ihre Signalwege

TLR interagiert mit zytosolischen Adaptermolekülen, die Toll/Interleukin 1 Rezeptordomänen am C-Terminus aufweisen wie MyD88, TIRAP/MAL, Trif und TRAM [40]. Alle TLRs außer TLR3 sind in der Lage MyD88-abhängige Signalwege zu nutzen. MyD88 enthält am N-Terminus eine Todesdomäne und rekrutiert unter Stimulation eine Todesdomäne-enthaltende Seronin/Threoninkinase, IRAK. Diese wird durch Phosphorylierung aktiviert und assoziiert mit TRAF6. TRAF6 aktiviert seinerseits TAK1 mit Hilfe von Ubiquitin. TAK1 bildet anschließend einen Komplex mit TAB1, 2, 3. Für die Aktivierung von TAK1 ist Ubiqutin zwingend nötig. Anschließend aktiviert TAK1 den IKK-Komplex. Dieser besteht aus IKK-α und IKK-β Proteinkinasen und einem regulatorischem Molekül IKK-γ/Nemo. Dieser Komplex phosphoryliert IkB. IkB ist gebunden an NF-kB, einem dimerischen Transkriptionsfaktor, der aus den Untereinheiten p65 und p50 besteht und zu der *Rel-homology Domain-containing Protein Family* gehört. NF-kB befindet sich im Zytoplasma und ist durch die Bindung an IkB inaktiviert. Die Phosphorylierung des Inhibitors IkB führt zu dessen Ubiquitinylierung und Degradation durch das 26S Proteasom. NF-kB wird frei und wandert in den Kern, wo es an die *kB-sites* in der DNA bindet, welche Promoterregionen inflammatorischer Gene darstellen. TAK1 phosphoryliert zwei Mitglieder der MAPK Kinase Familie, MKK3 und MKK6, welche JNK und p38 aktivieren. ERK wird ebenfalls über die TLR-Stimulation aktiviert, allerdings über MEK1 und MEK2. Durch JNK, p38 oder ERK wird AP-1 aktiviert. AP-1 ist ein dimeres basisches Leucin-Zipper Prostein.

Bei dem MyD88-abhängigen Signalweg von TLR2/1, TLR2/6 und TLR4 wird ein zusätzliches Adapterprotein benötigt, TIRAP/Mal. Es bildet ein Heterodimer mit MyD88 und aktiviert NF-kB über IRAK-2.

Ein MyD88-unabhängiger Signalweg geht über Trif. TLR4 benötigt für die Aktivierung des Trif-abhängigen Signalwegs zusätzlich TRAM, einen Adaptor, der TLR4 mit Trif verbindet. TLR3 hingegen benötigt TRAM nicht um den Trif-abhängigen Weg zu aktivieren. TLR3 benutzt ausschließlich Trif-abhängige Signalwege und keine Signalwege über MyD88. Eine TLR3-vermittelte Aktivierung von NF-kB erfolgt über Interaktion von Trif mit RIP1 über dessen C-Terminus. Der N-

Terminus von Trif kann mit TRAF6 interagieren. Beide Wege aktivieren den IKK-Komplex und laufen schließlich zusammen. TLR3 benutzt überwiegend RIP, kann zellspezifisch aber auch TRAF6 verwenden [40]. TLR4 aktiviert den Trif-TRAF6-abhängigen Signalweg. Über den IKK-Komplex wird schließlich NF-kB aktiviert. Trif-abhängige Signalwege induzieren auch Typ I Interferone besonders IFN-ß. Dies wird streng durch Aktivierung von verschiedenen Transkriptionsfaktoren wie NF-kB, ATF2/c-Jun, IRF3 kontrolliert. Die größte Wirkung auf die Typ I Interferonproduktion haben IRF3 und IRF7. Während Stimulation werden IRF3 und IRF7 von einem TBK1-IKKi-Komplex phosphoryliert und translozieren aus dem Zytoplasma in den Nukleus, wo sie die Genexpression regulieren, was dann zu einer erhöhten Produktion von IFN-ß führt.

Es ist bekannt, dass auch TLR7, 8 und 9 zu einer erhöhten Produktion von Typ I Interferonen führen. Plasmazytoide dendritische Zellen sind die Hauptproduzenten von Typ I Interferonen. IRF7 scheint ein essentieller Transkriptionsfaktor zu sein. Für die Initiation der Signalkaskade komplexiert IFR7 mit MyD88, IRAK1 und TRAF6. TLR3, TLR7, 8 und 9 erkennen virale Komponenten und sind im Gegensatz zu den anderen, an der Oberfläche von Makrophagen und dendritischen Zellen lokalisierten TLRs, in endosomalen Kompartimenten. Sie erkennen Nukleinsäure, nachdem z.B. Viren oder Bakterien internalisiert und lysiert wurden. Deshalb besitzen diese Rezeptoren auch die Fähigkeit die Produktion von Typ I Interferonen zu induzieren, welche für die Aktivierung von zytotoxischen Zellen (NK-Zellen und MHC-restringierten zytotoxischen Zellen) und auch zur Stimulation der Antigenpräsentation bei der Bekämpfung von Viren wichtig sind.

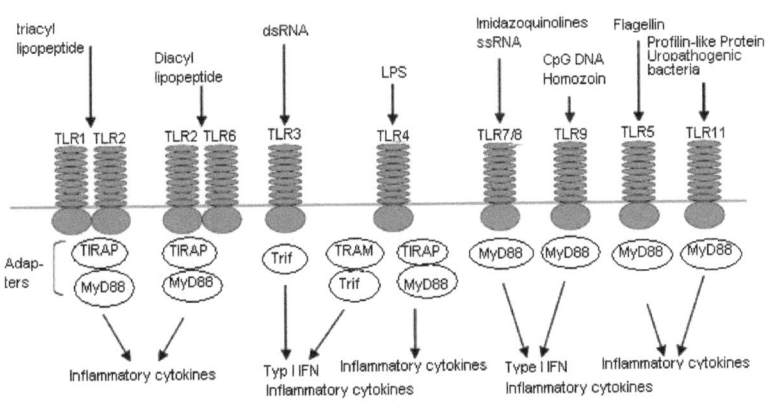

Abbildung 1: alle bisher bekannten *Toll-like*-Rezeptoren (TLR) und ihre Liganden [40]. dsRNA: doppelsträngige Ribonukleinäure, ssRNA: einzelsträngige Ribonukleinsäure, CpG DNA: Cytosin-phosphatidyl-Guanosin Desoxynukleinsäure, LPS: Lipopolysaccharid. Die zytosolischen Adaptermoleküle *Myleoid Differentiation Primary Response Protein 88* (MyD88), *Toll/Interleukin 1 Receptor Domain-containing Adapter Protein* (TIRAP), *Toll/Interleukin 1 Receptor Domain-containing Adapter Inducing Interferon-β* (Trif) und *Trif Related Adapter Molecule* (TRAM) interagieren mit dem TLR. Am Ende der Signalkette entstehen inflammatorische Zytokine und Typ I Interferon (IFN).

Zusammenfassend lässt sich aus Abbildung 1 entnehmen, dass MyD88 einen zentralen Signalweg darstellt, welcher von fast allen TLR außer TLR3 genutzt wird. TLR2, 5, 7, 8 ,9 benutzen ausschließlich MyD88. TLR3 benutzt ausschließlich Trif, während TLR4 die Wahl zwischen Trif/TRAM und MyD88/TIRAP/Mal hat. TLR2-Komplexe benötigen für die Aktivierung von MyD88 ebenfalls TIRAP/Mal. Die Produktion von Typ I Interferonen bleibt TLR3, TLR4, TLR7/8 und TLR9 vorbehalten. Sie ist im Falle von TLR3 und TLR4 Trif-abhängig und im Falle von TLR7/8 und TLR9 MyD88-abhängig.

1.5 Toll-*like* Rezeptoren: angeborene und adaptive Immunität
1.5.1 *Toll-like* Rezeptoren auf DC beeinflussen Th1- und Th2-Antwort

Makrophagen und dendritische Zellen als Bestandteile der angeborenen Immunität phagozytieren Antigene und präsentieren die T-Zellen. Naive CD4-T-Zellen differenzieren, wenn ihnen über MHCII-Moleküle das Antigen von Antigen-präsentierenden Zellen (APC) angeboten wurde und über den T-Zellrezeptor erkannt wurde zu Th1- oder Th2-Zellen. Für diesen Vorgang werden kostimulierende Moleküle benötigt, z.B. B7 auf dendritischen Zellen, welches über CD28 von T-Zellen erkannt wird. Ohne Kostimulation kommt es zur Anergie der T-Zellen[38]. Kostimulation alleine aktiviert T-Zellen jedoch auch nicht. Naive T-Zellen reagieren zuerst auf ihr spezifisches Peptid, MHCII-Komplex, indem sie IL-2 synthetisieren und proliferieren. Diese Zellen entwickeln sich dann zu einem Th0-Zelltyp, der sowohl Th1- als auch Th2-Effektorfunktionen aufweist. Die Th0-Zelle kann sich entweder zu einer Th1- oder zu einer Th2-Zelle entwickeln [38]. Die Differenzierung hängt vor allem von den Zytokinen ab, die von der angeborenen Immunität über TLR Signalwege synthetisiert werden. Das liegt vor allem daran, dass die angeborene Immunität früher ansetzt. Dabei spielt das Zytokinmilieu, aber auch Kostimulatoren und natürlich der MHC-Ligand selbst eine Rolle. In vitro Experimente zeigen, dass sich in Anwesenheit von IL-12 und IFN-γ naive CD4-T-Zellen überwiegend zu Th1-Zellen entwickeln. IFN-γ verhindert dabei die Proliferation von Th2-Zellen. Die Th1-Antwort spielt vor allem bei der Abwehr von intrazellulären Erregern (Bakterien, Viren) eine bedeutende Rolle. Th1 vermittelt die zellvermittelte Immunität. Es kommt zur Aktivierung von B-Zellen, zytotoxischen T-Zellen und APC. Dies geschieht über die Freisetzung von Zytokinen wie IL-12, TNF-α und INF-γ. Dem gegenüber steht die Th2-Antwort. Diese entwickelt sich vor allem in Gegenwart von IL-4 und IL-6. IL-4 und wird von NK-Zellen gebildet. Darüber hinaus können IL-4 und IL-10 sowohl gemeinsam als auch einzeln die Th1-Entwicklung hemmen. Pathogene sind hier meist Parasiten. Eine Th2-Antwort führt zur Umwandlung und Proliferation von B-Zellen und einer gesteigerten Produktion von Eosinophilen. Die B-Zellaktivierung führt zu einer gesteigerten Antikörperproduktion und somit einer humoralen Immunantwort. Th2-Zellen setzen dementsprechend IL-4, IL-5, IL-6, IL-10 und IL-13 frei. TLR sind als Adjuvant beteiligt an der Verstärkung der DC-Reifung und Antigenpräsentation. Die DC-Reifung ist charakterisiert durch eine erhöhte Zytokinproduktion vor allem IL-12, TNF-α, IL-10, der Heraufregulation von kostimulierenden Molekülen wie CD40, CD80, CD86 und MHCII und der Expression von Chemokinrezeptoren. Die kostimulatorischen Moleküle und MHCII sind dabei essentiell für die Antigenpräsentation. Die Erkennung von Pathogenen über TLR auf DC bringt die DC dazu Zytokine zu produzieren. DC migrieren dann von peripheren Geweben in die regionären Lymphknoten. Diese Zytokine wirken instruktorisch und bringen naive CD4-T-Zellen dazu in Th1- oder Th2-Zellen zu differenzieren. Zum Beispiel können LPS und CpG-DNA über entsprechende TLR auf DC die Produktion von IL-12 anregen, welches die Th1-Antwort der naiven CD4-T-Zellen unterstützt. TLR primen demnach die naiven CD4-T-Zellen. Man vermutet, dass für eine Th1-Antwort MyD88 als Adapatorprotein fast aller TLRs außer TLR3 entscheidend ist [4]. Die genauen Vorgänge sind noch nicht bekannt, aber man geht davon aus, dass über MyD88-abhängige Signalwege IL-12 und IFN-α Produktion induziert werden. Die Translokation von NF-kB ist für eine Th1-Antwort entscheidend und wird von MyD88 eingeführt. IL-12 ist ein bedeutendes Zytokin für eine Th1-Anwort. Das bedeutet, dass jeder TLR, der MyD88-abhängige Signalwege benutzt, zu einer Th1-Antwort in der Lage ist. TLR9 und TLR4 lösen überwiegend eine Th1-Antwort aus [22]. TLR3 kann sowohl eine Th1- als auch eine Th2-Antwort erzeugen. Dabei ist zu bedenken, dass dieser Rezeptor nur MyD88-unabhängige Signalwege einleitet. Laut Damo Xu und Kollegen [22] lösen MyD88-unabhängige Signalwege eher eine Th2-Antwort aus. Wie sich die Th1-Antwort über TLR3 erklären lässt, ist derzeit unklar. Damo Xu et al [22] gehen von einem IRF3-abhängigem Signalweg aus, der ebenfalls eine Produktion von IL-12 und Typ I IFN in DC induziert. TLR2 macht ebenfalls eine Th2-Antwort.

TLR4 ergibt in niedrigen Konzentrationen von LPS eine Th2-Antwort, vermutlich über einen MyD88-unabhängigen Signalweg [22]. In hohen Konzentrationen von LPS ergibt sich eine Th1-Antwort, hier vermutlich über einen MyD88-abhängigen Weg. Dennoch können auch MyD88-abhängige Signalwege eine Th2-Antwort herbeiführen. Die genauen molekularen Hintergründe sind jedoch bisher ungeklärt.

1.5.2 *Toll-like* Rezeptorverteilung auf DC bestimmt T-Zelldifferenzierung

TLR werden auf DC unterschiedlich exprimiert. Das menschliche Blut enthält zwei DC-Typen. Der eine nennt sich CD11c+, der andere plasmazytische DC. CD11c+ exprimiert fast alle TLR außer TLR9. Plasmazytische DC hingegen exprimieren stark TLR9, aber nicht TLR3, 4 und 8. Demnach sind CD11c+ in der Lage über TLR2 eine Th2-Antwort zu erzeugen, während DC über TLR9 eine strenge Th1-Antwort erbringen. Die unterschiedliche TLR-Expression auf den zwei DC-Subtypen führt zu unterschiedlichen Differenzierungsantworten.

Stimuliert man nun eine CD11c+ mit Flagellin oder LPS macht sie eine Th1-Antwort, stimuliert man sie jedoch mit Pam3Cys ergibt sich eine Th1-Antwort. Die Differenzierung zwischen Th1 und Th2 kann durch die Verwendung unterschiedlicher mikrobieller Produkte über den gleichen DC-Typ manipuliert werden.

1.5.3 *Toll-like* Rezeptorverteilung auf T-Zellen und Funktion

Naive CD4-T-Zellen exprimieren keine signifikanten Level an TLR2 und 4. Aktivierte/Gedächtnis-T-Zellen hingegen exprimieren bedeutende TLR2 und TLR4 Levels. Darüberhinaus werden auch TLR3, 6, 7 und 9 exprimiert. Einige TLR (vor allem TLR2) haben vermutlich eine Funktion als kostimulierende Rezeptoren in der antigen-spezifischen T-Zellentwicklung und Immunantwort und nehmen an dem Erhalt des T-Zellgedächtnisses teil [31].

TLR3 und TLR9 verstärken direkt das T-Zellüberleben ohne die Proliferation zu beeinflussen. Das Verstärken des T-Zellüberlebens ist abhängig von einer NF-kB-Aktivierung und der Heraufregulation von dem Überlebenssignal Bcl-xL.

1.5.4 *Toll-like* Rezeptoren und regulatorische T-Zellen

Es gibt drei Typen regulatorischer T-Zellen. CD4+CD25+ regulatorische T-Zellen werden im Thymus regeneriert und kontrollieren die Th1 und Th2-Antwort. Daneben gibt es die IL-10 produzierenden Tr1-Zellen. Der dritte Typ sind die TGF-ß produzierende Th3-Zellen. Diese werden von den peripheren Geweben hergestellt. CD4+CD25+ regulatorische Zellen hemmen stark T-Effektorzellen durch einen Zell-Zell-Kontakt-Mechanismus, wobei diese Hemmung, wie ex vivo gezeigt wurde, nicht von der Sekretion von IL-10 und TGF-ß abhängt [58]. In vivo zeigt sich jedoch durchaus, dass auch Zytokine wie IL-10, TGF-ß für eine Treg-vermittelte Suppression verantwortlich sein können. Es gibt drei Molekülklassen, die die Treg-Funktion direkt beeinflussen: kostimulatorische Moleküle, Zytokine und TLR. Kostimuliernde Moleküle wie CD80, 86 und 40 auf DC induzieren eine Treg-Expansion während einer direkten DC-Treg-Interaktion. Neben der Fähigkeit zur Stimulation der Treg-Proliferation können kostimulierende Moleküle auch die Treg-Suppressorfunktion aufheben. Dies geschieht z.B. über RANK, CD134-Ligand, GITR und 4-1 BB. Zytokine, die von DC über TLR-Stimulation produziert werden, sind oftmals wichtig für die Entwicklung und Homeostase (IL-2), verstärken Wachstum und Überleben der Treg-Zellen (IL-15, 4, 7), erhöhen die Proliferation (IL-1) oder heben die Treg-Suppressorfunktion auf (IL-6, -12). Treg-Zellen exprimieren TLR4, 5, 7 sowie 8 und zwar mehr als Effektorzellen. Beide, Treg und Effektorzellen, exprimieren TLR1, 2 und 6 [58]. TLR4 und TLR5. Stimulation auf Treg-Zellen verstärkt die immunosuppressive Wirkung von Treg-Zellen [31]. Behandelt man Treg-Zellen mit LPS kommt es zur Heraufregulation verschiedener Aktivierungsmarker und verstärktem Überleben oder Proliferation. Stimulation der Treg-Zellen mit Flagellin führt zu einer verstärkten Immunosuppression und einer verstärkten Expression von Foxp3. TLR2 Stimulation auf Treg-Zellen erhöht die CD25 Expression und die IL-2 Produktion, welche rückwirkend zu einer Aufhebung der Treg Suppression führt [58]. Die Funktion von TLR2 auf Treg-Zellen bezüglich der Immunosuppression ist nicht ganz verstanden. Sicher ist, dass TLR2 signifikant die Treg-Zellzahl erhöht [31]. Dabei ist zu erwähnen, dass TLR2 beteiligt ist an der Entwicklung von Treg-Zellen. Eine Stimulation von TLR8 auf Treg-Zellen schafft ebenfalls die Suppressorfunktion ab ohne die Proliferation zu verstärken. Dahinter wird eine Herauf- oder Herunterregulation der Foxp3-Expression vermutet. Foxp3 ist ein esssentieller Transkriptionsfaktor für die Entwicklung von T-Suppressorzellen. TLR werden in noch höheren Mengen auf DC exprimiert. Stimulation von DC mit LPS und CpG kehrt die Treg-Zellsuppression um [22]. Dies geschieht über die Freisetzung von Cytokinen wie IL-6 (siehe oben). TLR-Liganden-stimulierte DC können über ihre Zytokinfreisetzung auch auf T-Effektorzellen einwirken und diese refraktär immunsuppressiv machen. DC können aber auch die Proliferation von Treg-Zellen anregen. Es gibt also direkte und indirekte Effekte auf Treg-Zellen.

1.6 Fragestellung der Arbeit

Die Fragestellungen dieser Arbeit sind:

1) Wo liegen die Unterschiede in der Biomarkerfreisetzung zwischen Trauma- und Sepsispatienten?
2) Inwiefern ist die Stimulierbarkeit der *Toll-like* Rezeptoren bei Trauma- und Sepsispatienten eingeschränkt oder verändert?
3) Inwiefern wäre ein Eingreifen in das SIRS-MARS-CARS Kontinuum denkbar?

2 Material und Methoden

2.1 Patientenkollektiv

Das Patientenkollektiv bestand aus 21 Patienten. 7 Patienten litten an einer Sepsis, schweren Sepsis oder an einem septischen Schock. 9 Patienten hatten ein Trauma erlitten und befanden sich in einer SIRS.

2.1.1 Definitionskriterien für SIRS, Sepsis und septischen Schock

Definitionskriterien der ACCP/SCCM Konsensus-Konferenz aus dem Jahre 2001 [1]:

Bei einem *Severe Inflammatory Response Syndrome* (SIRS) müssen mindestens zwei der folgenden Kriterien erfüllt sein:

- Fieber ($\geq 38°C$) oder Hypothermie ($\leq 36°C$), bestätigt durch eine rektale oder intravasale oder vesikale Messung
- Tachykardie: Herzfrequenz ≥ 90 /min
- Tachypnoe (Frequenz ≥ 20/min) oder Hyperventilation (PaCO2 ≤ 4.3 kPa/ ≤ 33 mmHg)
- Leukozytose (≥ 12000/mm3) oder Leukopenie (≤ 4000/mm3)
- $\geq 10\%$ unreife Neutrophile im Differentialblutbild

Eine Sepsis ist eine SIRS bei einer zusätzlich vorliegenden Infektion. Ein septischer Schock ist eine Sepsis mit einem für wenigstens eine Stunde lang anhaltenendem systolischem arteriellen Blutdruck unter 90 mmHg bzw. einem mittleren arteriellen Blutdruck <65 mmHg oder notwendigem Vasopressoreinsatz, um den systolischen arteriellen Blutdruck >90 mmHg oder den arteriellen Mitteldruck >65 mmHg zu halten. Die Kriterien einer schweren Sepsis sind erfüllt, wenn zusätzlich eine Organdysfunktion vorliegt.

2.1.2 Liste einzelner Patienten

Auf den folgenden Seiten sind in den Tabellen 1 bis 3 die 21 Donoren aufgeführt und jeweils kurz erläutert.

Tabelle 1: Patientenkollektiv mit Sepsis. Alter, Geschlecht männlich (m) oder weiblich (w) sowie Diagnose, chirurgische Eingriffe und Infektstatus der Blutspender (Donoren) sind unten dargestellt. A: Arteria; AP: Anus praeter; BWK: Brustwirbelkörper.

Donor	Alter	m / w	Sepsis / Schock / Trauma	Diagnose	Chirurgie	Infektion / Antibiose
1	77	m	septischer Schock	nekrotisierende Pakreatitis, Dünndarmperforation	AP-Anlage, Nekrosektomie und Cholezysttektomie	gram-, Antibiose
2	58	m	schwere Sepsis	intrakanielle Blutung	Hämatomausräumung, Clipping A.communicans posterior	Candida, Antibiose
3	45	m	schwere Sepsis	Colonperforation, Vierquadrantenperitonitis	Hemicolektomie, Colostoma, kontinuierliche Peritonealdialyse	gram+, gram-, keine Antibiose
4	69	w	schwere Sepsis	Muskeltrauma Knie mit Infekt	Amputation Knie	gram+, Candida, Antibiose
5	42	m	schwere Sepsis	Hirnblutung	Hämatomausräumung, Kraniektomie	gram+, gram-, Antibiose
6	48	m	Sepsis	Pleuraempyem nach Hämato-Pneumothorax	Dekortikation, drainage des Pleuraempyems	gram+, Antibiose
7	70	m	septischer Schock	BWK-Fraktur, Paraplegie	dorsale Spondylodese	gram+, Antibiose

Die Sepsispatienten hatten alle Infektionen mit entweder gram-positiven, gram-negativen Bakterien oder Candida. 4 Patienten erfüllten die Kriterien einer schweren Sepsis, 2 Patienten hatten einen septischen Schock und 1 Patient hatte eine Sepsis. Donor 1 erlitt aufgrund einer biliären Pankreatitis ein Multiorganversagen mit Infekt (schwere Sepsis) und erfüllt mit seiner Vasopressorpflichtigkeit die Kriterien eines septischen Schocks. Donor 2 erlitt ein akutes Nierenversagen, das ein Kriterium der schweren Sepsis ist. Donor 3 entwickelte eine Enzephalopathie (schwere Sepsis). Donor 4 hatte eine schwere Sepsis bei intubationspflichtiger respiratorischer Insuffizienz. Donor 5 befand sich in einer schweren Sepsis mit Hirnbeteiligung. Donor 6 litt an einer SIRS und mit gram-negativem Bakteriennachweis und erfüllt damit die Kriterien einer Sepsis. Donor 7 war in einem septischen Schock bei Katecholaminpflichtigkeit.

Tabelle 2: Patientenkollektiv mit Trauma. Alter, Geschlecht: männlich (m) oder weiblich (w) sowie Diagnose, chirurgische Eingriffe und Infektstatus der Blutspender (Donoren) sind unten dargestellt. HWI: Harnwegsinfekt; A: Arteria; NPL: Neoplasie; BWK: Brustwirbelkörper; HWK: Halswirbelkörper; V.a.: Verdacht auf.

Donor	Alter	m / w	Sepsis / Schock / Trauma	Diagnose	Chirurgie	Infektion / Antibiose
10	82	w	Trauma	frontotemporales Meningeom	rechtsfrontale Kraniektomie	HWI, Antibiose
11	16	m	Polytrauma	Hirnkontusion, Lungenkontusion, Oberschenkelfraktur, Hypothermie, Kompartmentsyndrom, Unterschenkelfraktur	Erwärmung, Kompartmentspaltung, Fixateur Externae an Extremitäten	HWI, Antibiose
12	41	w	Trauma	Subarachnoidalblutung, Hydrocephalus occlusus, Hirnödem	Ventrikeldrainage, erfolgloses Coiling, Kraniektomie, Clipping des Aneurysmas der A. cerebri media	kein Infekt, keine Antibiose
16	64	m	Trauma	Subarachnoidalblutung, Hydrocephalus, Aneurysma A. carotis intena	Kraniektomie, Ventrikeldrainage, Hämatomausräumung	V.a. Atemwegsinfekt, keine Angabe
17	78	m	Trauma	infrarenales Bauchaortenaneurysma	Rohrprothese transperitoneal	kein Infekt, keine Antibiose
18	77	w	Trauma	HWK 6/7-Fraktur, inkompletter Querschnitt	ventrale Stabilisierung mit Verriegelungsplatte	Atemwegsinfekt, Antibiose
19	26	m	Polytrauma	Oberschenkelfraktur, Lungenkontusion, Milzkontusion, Orbitafraktur, Atelektase, gedeckte Ruptur der thorakalen Aorta descendens	Fixateur externae, Aneurysma Stent, Bronchoskopie mit Blutabsaugen	HWI, Antibiose
20	48	w	Trauma	Magen-NPL mit Einwachsen in Pankreas, Duodenum, rechte Colonflexur, Magenausgangsstenose	En-bloc Resektion mit Gastrektomie, Pankreaskopfresektion, Hemicolektomie	Prophylaktische Antibiose
21	47	w	Trauma	Raumforderung BWK 5 mit pathologischer Fraktur, Paraparese	Laminektomie von BWK 4-6	respiratorischer Infekt, Antibiose

9 Patienten hatten ein Trauma oder Polytrauma erlitten. Sie stellten die SIRS Gruppe dar. 2 Patienten hatten ein Polytrauma, wobei es sich um mehrere gleichzeitig zusammentreffende Verletzungen

verschiedener Körperregionen handelt, von denen mindestens eine lebensbedrohlich ist. Zu den einzelnen Traumata siehe Tabelle 2.

Tabelle 3: Patientenkollektiv: Kontrollgruppe. Alter, Geschlecht: männlich (m) oder weiblich (w) sowie Diagnose, chirurgische Eingriffe und Infektstatus der Blutspender (Donoren) sind unten dargestellt.

Donor	Alter	m / w	Sepsis / Schock / Trauma	Diagnose	Chirurgie	Infektion / Antibiose
8	53	w	Kontrolle	keine	keine	keine
9	23	w	Kontrolle	keine	keine	keine
13	50	m	Kontrolle	keine	keine	keine
14	19	m	Kontrolle	keine	keine	keine
15	26	m	Kontrolle	keine	keine	keine

5 Patienten waren zum Zeitpunkt der Blutabnahme gesund. Sie stellten die Kontrollgruppe dar. Das Alter der Patienten und Kontrollen insgesamt variierte zwischen 16 und 82, wobei die meisten ein mittleres Lebensalter zwischen 40 und 60 aufwiesen.

2.2 RBM'S TruCulture® *Tubes*

Das ILCS (*Instant Leukocyte Culture* System) ist ein neuentwickeltes ex vivo Testmodell von EDI GmbH. Bei diesem sogenannten TruCulture® System handelt es sich um Vollblutkulturen.

2.2.1 Erstellte Testreihe mit TruCulture® *Tubes*

Die hier verwendete Testreihe bestand aus 9 TruCulture® *Tubes* pro Probanden. Die *Tubes* wurden alphabetisch von A bis I beschriftet. In jeder *Tube* bis auf *Tube* I befand sich ein bestimmter Toll-like-Rezeptor-Ligand. *Tube* I enthielt keinen Toll-Like-Rezeptor-Liganden und stellte das Kontrollreagenz dar. Für jede *Tube* wurden *Multi Analyte Profile*, sogenannte MAP, Testelemente von der Firma RBM bereitgestellt. Diese MAP-Testelemente ermöglichen es durch ein multiplexes Analysesystem bis zu 100 verschiedene Zytokine, Metalloproteinasen und Wachstumsfaktoren in einer einzigen Blutprobe zu ermitteln. Das System wird auf Seite 18 näher erläutert.

Tabelle 4: Konzentrationen der *Toll-like* Rezeptor (TLR)-Liganden und deren Verteilung auf die einzelnen *Tubes*, welche mit Buchstaben A-I kodiert wurden. Pam3CSK4: *Tripalmitoylated Bacterial Lipopeptide*; FSL-1: *Fibroblast-stimulating Lipopeptide 1*; Poly (I:C): *Polyinosinic-polycytidylic Acid*; LPS: Lipopolysaccharid; ODN: Oligodeoxynukleotid.

Kodierung	TLR-Ligand	Konzentration

A	Pam3CSK4	20 µg/ml
B	FSL-1	1 µg/ml
C	Poly (I:C)	10 µg/ml
D	LPS	10 µg/ml
E	Flagellin	1 µg/ml
F	Loxoribin	10 µg/ml
G	ODN 2216	20 µg/ml
H	ODN 2006	20 µg/ml
I	kein TLR-Ligand	0 µg/ml

2.2.2 Durchführung der Blutabnahme

1. 30min vor der Blutabnahme wurden die *Tubes*, 9 Stück pro Patient aus einem Gefrierschrank der Firma WELABO GmbH genommen, in dem sie bei -70°C lagerten.

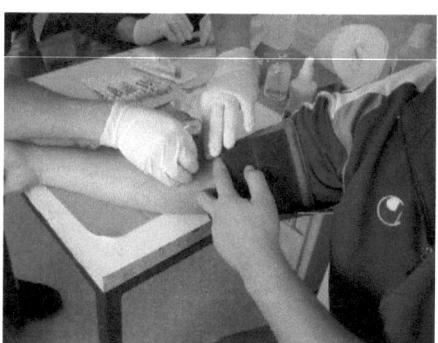

Abbildung 2: Blutabnahme bei einem gesunden Probanden.

2. Zunächst wurde im Labor eine sterile 10 ml Spritze mit 10 ml Natriumheparinat versehen und mit dieser das Blut am Patientenbett abgenommen.

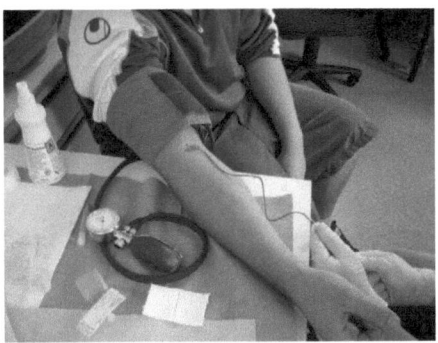

Abbildung 3: Blutabnahme bei einem gesunden Probanden.

3. Im Labor wurde das Blut 5min später in ein konisches, pyrogenfreies Röhrchen von 50 ml von der Firma BD FALCON umverteilt. Die 9 TruCulture® *Tubes* wurden in einer Halterung unter die sterile Bank gestellt. Ein elektrischer Pipettensauger, ein sogenannter Pipetboy plus des Herstellers INTEGRA BIOSCIENCE, wurde verwendet, um jeweils 1 ml Blut mit sterilen, serologischen und pyrogenfreien Pipetten von 2 ml der Firma FALCON in ein TruCulture® *Tube* zu füllen. Für jede *Tube* wurde eine neue Pipette verwendet. Jede *Tube* wurde direkt nach der Prozedur dreimal auf den Kopf gestellt, um eine gute Vermischung der Bestandteile zu erzielen. Für einen gesunden Probanden wurde eine zweite Testreihe eröffnet und auf 10 ml Blut 10 µl MAPK Inhibitor hinzugegeben mit einer Endkonzentration von 10 µM und anschließend wie oben beschrieben auf die 9 TruCulture® *Tubes* verteilt.

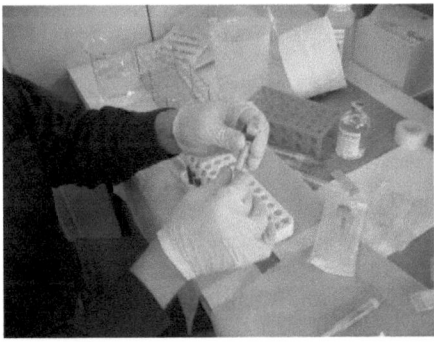

Abbildung 4: Die TruCulture® *Tubes* enthalten jeweils 1ml Blut. Bevor sie in den Inkubator kommen werden sie geschüttelt und beschriftet.

4. Jedes Röhrchen wird mit dem Zeitpunkt der Abnahme und der Identitätsnummer versehen.
5. Nun werden die Röhrchen bei 37°C und 5% CO_2 Sättigung in einen Inkubator gestellt.

6. Nach einer Inkubationszeit von 24h und 5min wurden die Röhrchen einmal geschüttelt und 7min bei 10°C und einer Geschwindigkeit von 2000 zentrifugiert. Verwendet wurde eine CS-6R Zentrifuge der Firma Beckmann Coulter GmbH.

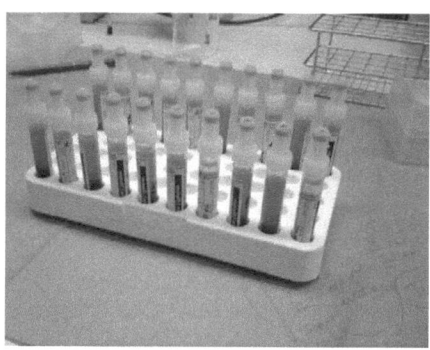

Abbildung 5: TruCulture® *Tubes* nach 24h Inkubation.

7. Nun wurde das Plasma mit Transferpipetten des Herstellers SARSTEDT abgenommen. Das waren Einmal-Pasteurpipetten mit integriertem Saugball. Das Plasma einer TruCulture® *Tube* wurde auf vier Aliquots verteilt. Die Aliquots wurden ein Tag vorher bereits mit der Identitätsnummer und den Zahlen 1 bis 4 und der jeweiligen Codierung von A-I versehen. Für die Umverteilung des Plasmas wurden *Cluster Tubes* von COSTAR verwendet.

8. Die Aliquots wurden in einem Gefrierschrank der Firma WELABO GmbH bei -70°C eingefroren und nach der Beendigung der Testreihe in Trockeneis mit einer Styroporummantelung der Firma RBM Austin, Texas zugeschickt.

2.3 *Microsphere-based Multiplexed Analysis*

Bei diesem Verfahren handelt es sich um flureszenzmarkierte Mikrokugeln, die mittels Zytometrie quantifiziert werden. Diese Mikrokugeln, sogenannte Beads, sind kleinste Glaskugeln aus Sepharose, die eine charakteristische fluoreszierende Färbung enthalten, die durch die jeweilige Intensität 2er Fluoreszenz-Farbstoffe zustande kommt. 10 verschiedene Intensitäten 2er Farben ermöglichen die Verschlüsselung von 100 Parametern. Demnach ist es mit diesem Verfahren möglich bis zu 100 Parameter in einer Probe zu unterscheiden. Die Parameteranzahl ist desweiteren durch die verwendeten Antikörper, Antikörper-*Sandwich-Assay*, *Cross Reactivity* und den Verlust der quantitativen Antwort auf hohem Multiplex Niveau begrenzt. *Immunoassays*, die Mikrokugeln enthalten, benutzen meistens das *Sandwich*-Prinzip, das heißt an die Mikrokugeln ist ein Antikörper chemisch gebunden, der gegen den zu analysierenden Parameter, das Antigen, gerichtet ist, wobei ein anderer ungebundener fluoreszenzmarkierter Antikörper ebenfalls Liganden-spezifisch an diesen Parameter bindet. Sobald das Vollblut in die TruCulture® *Tubes* gefüllt wird kann die Reaktion beginnen. Die Antigene, hier die zu bestimmenden Biomarker im Plasma, binden an die Mikrokugeln und den fluoreszenzmarkierten Zweitantikörper. Die Inkubationszeit soll standardisiert 24h plus/minus 5min betragen. Die Biomarkerkonzentratio-nen werden anschließend durch ein Durchflusszytometer ermittelt. Das Prinzip eines Durchflusszytometers basiert auf der Messung der Fluoreszenz durch zwei verschiedene, hier eine rote und eine grüne, Laserfarben. Die Mikrokugeln mit gebundenem Antigen und Antikörper werden durch eine Kapillare gesaugt und passieren einzelnd den Laserstrahl. Die Fluoreszenz der Mikrokugeln ist hier rot, die des Zweitantikörpers ist hier orange. Die zwei Laser regen je nach Farbe entweder die eine oder andere Fluoreszenz an. Durch die Rotmischung kann die Mikrokugel charakterisiert werden Die Rotmischung steht für einen vorher festgelegten Biomarker. Der grüne Laser bewirkt eine orangene Emission, falls der Zweitantikörper an das Antigen an dieser Mikrokugel gebunden hat. Das heißt die Rotmischung legt den Biomarker fest, die orangene Emission gibt an, ob ein Antigen gebunden hat. Dadurch lässt sich ein Parameter quantifizieren.

2.4 *Enzyme-linked Immunosorbent Assay*

2.4.1 Prinzip

Zur Ermittlung der HMGB-1 Konzentrationen im Patientenplasma wurde ein zweischrittiger ELISA nach dem *Sandwich*-Prinzip verwendet. Bei diesem Verfahren werden zwei Antikörper verwendet. Eine 96-*Well*-Mikrotiterplatte wurde von den Herstellern des ELISA *Kits* bereits mi einem polyklonalen Antikörper, der gegen das HMGB-1 Protein gerichtet ist, beschichtet. Es handelt sich demnach um einen immobilisierten Antikörper, der chemisch an dieser Platte in den einzelnen *Wells* gebunden ist. Nach Zugabe des Plasmas bindet HMGB-1 an den Antikörper. Dies benötigt jedoch eine Inkubationszeit von 20-24h. Danach wird die Platte gewaschen, wodurch alle ungebundenen Plasmabestandteile entfernt werden. Nach Zugabe des monoklonalen HMGB-1 spezifischen Zweitantikörpers, an dem hier das Enzym Peroxidase chemisch gebunden ist, bildet sich ein Antikörper-Antigen-Antikörper-Komplex. Die Inkubationszeit beträgt hierbei 2h. Durch den anschließenden Waschschritt werden alle ungebunden Zweitantikörper entfernt. Nun wird ein Enzymsubstrat, in diesem Fall Wasserstoffperoxid, hinzugegeben, dass von der Peroxidase umgesetzt wird und einen Farbumschlag bewirkt, der bei 450 nm mit einem Spektrometer nach einer Inkubationszeit von 30min quantifiziert werden kann. Die Farbintensität ist proportional zur HMGB-1 Konzentration. Die HMGB-1 Konzentration wird aus einer Kalibrierungskurve ermittelt. Für die Bestimmung der Kalibrierungskurve werden eine Serie von *Wells* anstatt mit Plasma mit einer bekannten Antigenkonzentration, hier HMGB-1, befüllt und nach der gesamten Prozedur die optische Extinktion gemessen. In Abbildung 6 unten ist eine 96-*Well*-Mikrotiterplatte dargestellt.

2.4.2 Inhalte des *Kits*

Für diese Messung wurde das HMGB-1 ELISA *Kit* II von Shino-Test Corporation verwendet.

Tabelle 5: Auflistung aller Inhaltsstoffe des *Kits*. HMGB-1: *High-mobility Group Protein*; x:*Multiplikationszeichen*.

Kit-Bestandteil	Inhalt	Menge
Antibody-coated Plate	Anti-HMGB-1 polyklonaler Antikörper	8 *Wells* x 12 *Strips*
POD-conjugate	gefriergetrockneter anti-HMGB-1, 2 monoklonaler Antikörper mit angebundener Peroxidase	für 12 ml x 1 Glasfläschchen
Standard	gefriergetrocknetes HMGB-1	x 1 Glasfläschchen
Positive Control	gefriergetrocknetes HMGB-1	x 1 Glasfläschchen
Sample Diluent	Puffer enthält Zusätze und Konservierungsmittel	20 ml x 1 Glasfläschchen
Conjugate Solvent	Puffer enthält Zusätze und Konservierungsmittel	12 ml x 1 Glasfläschchen
Color Reagent A	3,3`,5`-Tetramethyl-benzidine	6 ml x 1 Glasfläschchen
Color Reagent B	Puffer aus 0,005 mol/L Wasserstoffperoxid	6 ml x 1 Glasfläschchen
Stop Solution	0,35 mol/L Schwefelsäure	12 ml x 1 Glasfläschchen
5 x *Wash Concentrate*	5-fach konzentrierter Puffer enthält *Tween* 20	100 ml x 2 Glasfläschchen
Plate Seal		2 Stück

2.4.3 Durchführung des HMGB-1 ELISA *Kit* II Testes

Zu allererst wurden Verdünnungen mit bekannter HMGB-1 Konzentration für die Ermittlung einer Kalibrierungskurve hergestellt.

Tabelle 6: Verdünnungsmethode der Kalibrierungskurve. Die *Standard Solution* wurde aus dem Standard durch Verdünnung mit 320 ng/ml *Simple Diluent* gewonnen. Um eine komplette Rekonstruktion zu gewährleisten, wurde die *Standard Solution* nach schonender Durchmischung 10min stehen gelassen. HMGB-1: *High-mobility Group Protein*; V: Verdünnung.

Verdünnungsmethode	Konzentration von HMGB-1
V1: 100 µL von 320 ng/ml *Standard Solution* auf 300 µL *Sample Diluent*	80 ng/ml
V2: 100 µL V1 auf 100 µL *Sample Diluent*	40 ng/ml
V3: 100 µL V2 auf 100 µL *Sample Diluent*	20 ng/ml
V4: 100 µL V3 auf 100 µL *Sample Diluent*	10 ng/ml
V5: 100 µL V4 auf 100 µL *Sample Diluent*	5 ng/ml
V6: 100 µL V5 auf 100 µL *Sample Diluent*	2,5 ng/ml
V7: 100 µL V6 auf 100 µL *Sample Diluent*	1,25 ng/ml
V8: 100 µL V7 auf 100 µL *Sample Diluent*	0,63 ng/ml
V9: 100 µL V8 auf 100 µL *Sample Diluent*	0,31 ng/ml

Für die Herstellung der Verdünnungen wurden *Safe-Lock Tubes* von 1,5 ml von der Firma Eppendorf benutzt.

2.4.4 Vorbereitung der Reagenzien

Die *Antibody-coated Plate*, die *Stop Solution* und das *Sample Diluent* waren gebrauchsfertig. Das *Standard* Glasfläschchen wurde wie oben bereits beschrieben rekonstruiert. Die *Positive Control* wurde ebenfalls mit *Sample Diluent* rekonstruiert, wobei die Instruktionen auf dem Glasfläschchen befolgt wurden, um eine Konzentration von HMGB-1 in der Größenordnung von 10-30 ng/ml zu erhalten. Anschließend wurde die Lösung sanft gemischt und 10 min stehen gelassen. Die *POD-conjugate* Lösung wurde hergestellt, indem das gesamte Volumen von dem *Conjugate Solvent* Glasfläschchen hinzugegeben wurde. Die Lösung wurde schonend geschüttelt und 10 min stehen gelassen. Die Substratlösung wurde unmittelbar vor Gebrauch erstellt. Dazu wurden 6 ml *Conjugate A* und 6 ml *Conjugate B* in einem kleinen Plastikreagenz zusammengemischt. Für die Waschlösung wurde 200 ml aus dem *Wash Concentrate* Glasfläschchen zu 800 ml destilliertem Wasser der Firma Ampuwa gegeben.

2.4.5 Pipettierung der 96-*Well*-Mikrotiterplatte

In alle *Wells* wurden 50 µL *Sample Diluent* pipettiert. 7 *Wells* wurden mit 50 µL aus den Verdünnungen V3 bis V7 befüllt, so dass sich in einem *Well* jeweils eine Verdünnung befand. Für jeden Probanden wurden 50 µL Plasma in ein *Well* gefüllt. Ein *Well* stellte die Nullkontrolle dar, hier wurden 2 x 50 µL *Sample Diluent* eingebracht. In die verbliebenen *Wells* wurde die Positivkontrolle pipettiert. Die Platte wurde in einen Plattenmixer gestellt. Danach wurde die Platte mit *Plate Seal* abgedeckt und für 24h bei 37°C in den Inkubator gestellt. Darauf wurden die *Wells* 5 x mit 400 µL/*Well* Waschlösung gewaschen, wobei ein automatisierter Mikroplattenwascher benutzt wurde. Nach der Waschung wurde die Platte schonend auf einem linienfreien Papier abgeklopft. Nun wurde 100 µL von der *POD-conjugate* Lösung in jedes *Well* beigesetzt. Die Platte kam in den Plattenmixer, wurde dann mit *Plate Seal* abgedeckt und anschließend 2h bei 25°C inkubiert. Die Platte wurde erneut wie oben beschrieben gewaschen. Nun wurde 100 µL Substratlösung in jedes *Well* pipettiert. Nachdem die Platte schonend in einem Plattenmixer geschüttelt wurde, wurde sie abgedeckt und bei Raumtemperatur für 30 min stehen gelassen. Zuletzt wurde 100 µL Stopplösung in die *Wells* eingebracht. Die Konzentrationen von HMGB-1 wurden im Anschluss mit Hilfe eines Spektrometers bei 450 nm gemessen. In Abbildung 6 unten ist eine Mikrotiterplatte dargestellt.

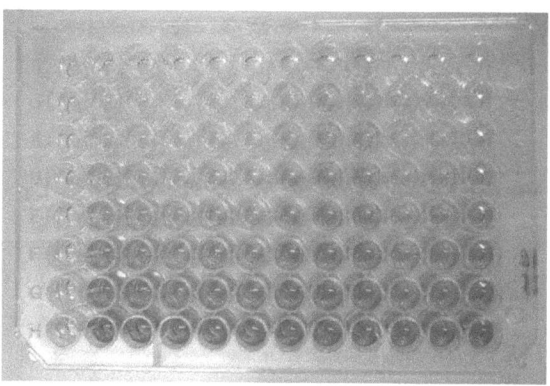

Abbildung 6: 96-*Well*-Mikrotiterplatte. Die Farbintensität enspricht der Antigenkonzentration.

2.5 Statistik

In diesem Kapitel werden die in der vorliegenden Arbeit verwendeten statistischen Verfahren beschrieben.

2.5.1 Mann-Whitney-U-Test

Der Mann-Whitney-U-Test wird auch Rangsummentest bezeichnet und ist ein nicht-parametrisches Testverfahren. Der Mann-Whitney-U-Test dient dazu signifikante Unterschiede zwischen zwei kleinen Stichproben statistisch nachzuweisen. Unverbundene Stichproben werden vorausgesetzt. Eine Gaussche Verteilung muss nicht vorliegen. Die Werte werden zunächst von kleinen zu großen Werten in Ränge sortiert unabhängig von der Gruppenzugehörigkeit. Der kleinste Wert erhalt die Rangnummer eins, während der größte Wert die Rangnummer, die der Summe, $(n1 + n2)$, der beiden Stichproben entspricht. Falls kein eindeutiger Rang zugewiesen werden kann, da zwei oder mehrere Werte gleichgross sind, erhalten alle Werte die entsprechende Rangzahl + 0,5. Nach Rangzahlzuweisung werden die Rangzahlen in der jeweiligen Stichprobe zu den Rangsummen R1 bzw. R2 addiert. Aus der jeweiligen Zahlenreihe wird ein Prüfgröße, U1 und U2, berechnet:

$U1 = n1*n2 + (n1 (n1 + 1)/2) - R1$

$U2 = n1*n2 + (n2 (n1 + 1)/2) - R2$

Die Anzahl der Werte in Stichprobe 1 ist n1 und n2 bezeichnet die Anzahl der Werte in Stichprobe 2. Der kleinere U-Wert bildet die Prüfgröße. Die Prüfgröße kann mit dem kritischen Wert verglichen werden, welcher aus standardisierten Tabellen nach Festlegen des Signifikanzniveaus entnommen werden kann. Liegt der Prüfgroße unter dem kritischen Wert, so ist der Unterschied zwischen den Stichproben signifikant. Das Signifikanzniveau wurde bei meiner Auswertung auf $\alpha = 5\%$ ($p < 0,05$) festgelegt.

2.5.2 Software

Für den Mann-Whitney-U-Test und die graphische Darstellung der Diagramme im Ergebnisteil wurde *Graph Pad Prism* Version 4, GraphPad Prism Inc., San Diego, California, USA verwendet.

3 Ergebnisse

3.1 Spontane Zytokinfreisetzung nach 24h TruCulture® ohne TLR-Ligand

Im diesem Abschnitt werden zunächst die Werte aller TruCulture® *Tubes* ohne TLR-Ligand, graphisch dargestellt. Hierbei soll auf die Unterschiede in den einzelnen Gruppen ohne Beisetzung eines externen Stimulus eingegangen werden. Bis auf die Tabellen 22, 23, 24, 32 und 33 ist darauf verzichtet worden die Verdünnung, die durch die Umverteilung des Blutes in die *Tubes* entstand, herauszurechnen. Die Konzentrationen sind demnach fünffach höher als abgebildet.

Zunächst werden die Zytokine der natürlichen Immunität, die pro-inflammatorischen Zytokine, betrachtet. Diese werden überwiegend von Makrophagen freigesetzt.

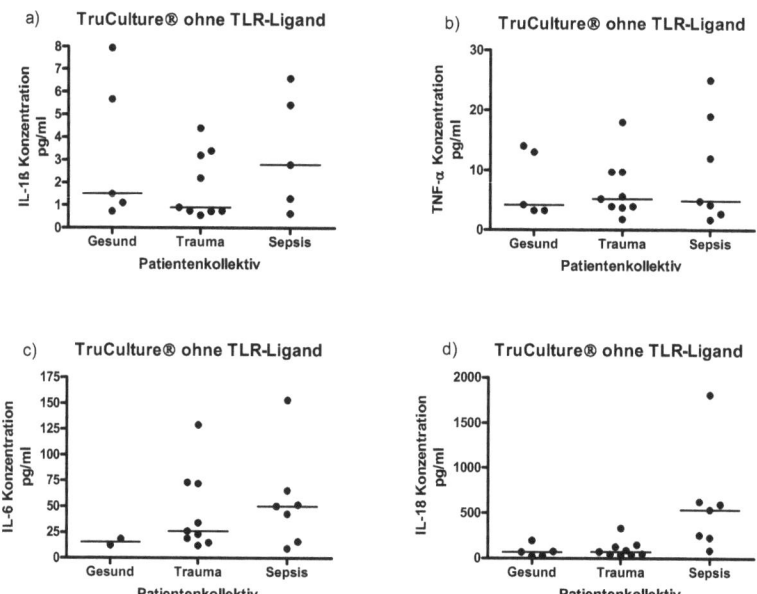

Abbildung 7 a) - d): vier Scatterdiagramme mit Einzelmesswerten von Interleukin (IL)-1ß, Tumornekrosefaktor (TNF)-α, IL-6 und IL-18 der Probanden bestimmt nach 24h TruCulture® ohne *Tolllike* Rezeptor (TLR)-Ligand; x-Achse: einzelne Gruppen; horizontale Balken: Mediane innerhalb der Gruppen; y-Achse: jeweilige Biomarkerkonzentration in pg/ml; cave: nicht abgebildet sind Werte unterhalb des detektierbaren Bereichs: Sepsis: 2 IL-1ß Einzelwerte, Gesund: 3 IL-6 Einzelwerte.

Vergleicht man in Abbildung 7 die Medianwerte für IL-1ß nach 24h TruCulture® ohne TLR-Ligand von gesunden Probanden, Trauma- und Sepsispatienten, so liegt der Medianwert bei den Gesunden bei 1,5 pg/ml, bei den Traumapatienten bei 0,9 pg/ml und in der letzen Gruppe bei 2,8 pg/ml. Im nächsten Diagramm ist der TNF-α-Gehalt nach 24h TruCulture® ohne TLR-Ligand der einzelnen Proben dargestellt. Hier unterscheiden sich der Medianwert von 4,2 pg/ml bei Gesunden, 5,2 pg/ml bei Trauma- und 4,8 pg/ml bei Sepsispatienten kaum. Im Falle von IL-6 ist nach 24h TruCulture® ohne TLR-Ligand der Medianwert bei Gesunden mit 15,4 pg/ml am niedrigsten, bei Traumapatienten mit 26,0 pg/ml höher und bei Sepsispatienten mit 50,20 pg/ml am höchsten. Zu beachten ist, dass der reale Medianwert bei Gesunden niedriger liegt, da bei drei Probanden die Werte so niedrig waren, dass sie mit der Standardkurve von RBM nicht ermittelt werden konnten. Die IL-18 Freisetzung erreicht nach 24h TruCulture® ohne TLR-Ligand im Median Werte von 69,2 pg/ml bei Gesunden und 73,0 pg/ml bei Traumapatienten. Bei Sepsispatienten dagegen liegen die Zytokinwerte im Median bei 538,0 pg/ml. In den oberen vier Diagrammen, speziell bei IL-18, existieren einzelne Werte, die deutlich über dem Median ihrer Gruppe liegen. Desweiteren gibt es Einzelwerte in der gesunden Gruppe, die auf gleicher Höhe mit Einzelwerten bei Sepsispatienten liegen.

CD4-T-Zellen sind überwiegend an der Produktion nachfolgender Zytokine beteiligt. IL-4, IL-5, IL-6, IL-10 und IL-13 werden von Th1-Zellen gebildet, während IL-12, IL2, TNF-α und IFN-γ von Th2-Zellen gebildet werden. IL-10, IL-5 und IFN-γ sind gemeinsam an der Regulation von Lymphozytenaktivierung, -wachstum und -differenzierung und an der Regulation von immunologischer Entzündung beteiligt. IL-10 und IL-13 sind zusammen mit dem sTNF-RII und IL-1RA bekannte anti-inflammatorische Zytokine.

Die IL-4-Produktion ist bei Sepsispatienten nach 24h TruCulture® ohne TLR-Ligand am höchsten mit Medianwerten von 35,0 pg/ml, am niedrigsten bei gesunden Probanden mit 26,0 pg/ml und bei Traumapatienten ähnlich niedrig mit Medianwerten von 28,00 pg/ml. Dabei muss berücksichtigt werden, dass nur 5 Einzelwerte in die Messungen für die Sepsisgruppe eingeflossen sind, die restlichen zwei lagen nicht im detektierbaren Bereich. Demnach sind die Werte in den einzelnen Gruppen untereinander als sehr ähnlich einzustufen und liegen im Median etwa bei 28 pg/ml.

Die meisten Einzelwerte von IL-5 nach 24h TruCulture® ohne TLR-Ligand waren in alle Gruppen unterhalb des detektierbaren Levels.

Im Falle von IL-12p40 konnten nach 24h TruCulture® ohne TLR-Ligand keine Einzelwerte in den drei Gruppen gemessen werden.

Bei IL-12p70 waren nach 24h TruCulture® ohne TLR-Ligand ebenfalls viele Einzelwerte in allen Gruppen nicht messbar, einzelne lagen um 40 pg/ml, wobei kein Unterschied in den einzelnen Gruppen erschlossen werden konnte.

Bezüglich IFN-γ verhielt es sich ähnlich mit ebenfalls vielen nicht messbaren Werten nach 24h TruCulture® ohne TLR-Ligand und Einzelwerten zwischen 3 und 8 pg/ml ohne auffällige Unterschiede in den drei Gruppen.

Zytokine, die bekannte Stimulatoren der unreifen Knochenmarkszellen sind, wie G-CSF und GM-CSF, waren nach 24h TruCulture® ohne TLR-Ligand in allen Gruppen kaum messbar und zeigten keine Unterschiede.

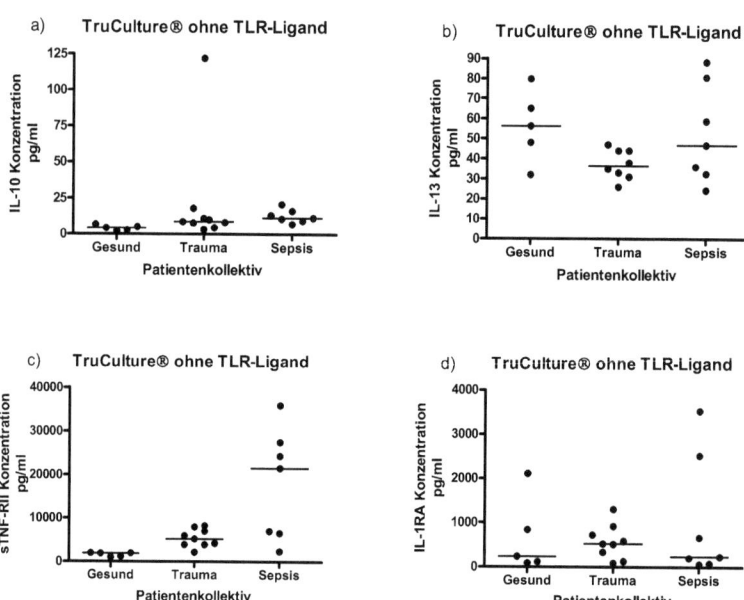

Abbildung 8 a) – d): vier Scatterdiagramme mit Einzelmesswerten von Interleukin (IL)-10, IL-13, löslichem Tumornekrosefaktor Rezeptor (TNF-R)II und Interleukin 1 Rezeptorantagonist (IL-1RA) der Probanden bestimmt nach 24h TruCulture® ohne *Toll-like* Rezeptor (TLR)-Ligand; x-Achse: einzelne Gruppen; horizontale Balken: Mediane innerhalb der Gruppen; y-Achse: jeweilige Biomarkerkonzentration in pg/ml.

Der IL-10-Gehalt nach 24h TruCulture® ohne TLR-Ligand ist in Abbildung 8 dargestellt. Im Blut Gesunder liegt er im Median bei 4,210 pg/ml, jener der Traumapatienten bei 8,700 pg/ml und bei septischen Probanden bei 11,40 pg/ml. Die IL-10 Werte gesunder Probanden nach 24h TruCulture® ohne TLR-Ligand liegen alle sehr dicht am Medianwert. Dies trifft auf die anderen zwei Gruppen auch zu bis auf einen Ausreißer in der Traumagruppe mit einem Maximum von 122 pg/ml. Betrachtet man die IL-13-Produktion nach 24h TruCulture® ohne TLR-Ligand ist der Medianwert der gesunden Probanden mit 56,30 pg/ml am höchsten. Am niedrigsten ist er bei der Traumagruppe mit

36,5 pg/ml. Zu beachten ist hierbei, dass ein Einzelwert fehlt, da er mit der Standardkurve nicht ermittelbar war. Nahezu in der Mitte liegt der Medianwert der Sepsisgruppe mit 46,8 pg/ml. In diesem Schaubild sind die Einzelwerte vor allem bei den Gesunden und Sepsispatienten breit gefächert. Sepsipatienten erreichen mit 88,3 pg/ml ähnliche Maximalwerte wie gesunde Probanden mit 79,80 pg/ml. Traumapatienten erreichen maximale Werte von 47,0 pg/ml. Die sTNF-RII Produktion der Kontrollgruppe nach 24h TruCulture® ohne TLR-Ligand liegt im Median bei 1840 pg/ml. Eine besonders hohe sTNF-RII Freisetzung nach 24h TruCulture® ohne TLR-Ligand zeigen Sepsispatienten mit einem Median von 21500 pg/ml. Im Mittelfeld liegen Traumapatienten mit einem Median von 5180 pg/ml, wobei sich die sTNFRII Werte der Traumagruppe nach 24h TruCulture® ohne TLR-Ligand nicht signifikant von denen der Sepsisgruppe unterscheiden (p-Wert = 0,0549). Die IL-1RA-Median nach 24h TruCulture® ohne TLR-Ligand kommt bei Gesunden auf 236,0pg/ml, bei Traumapatienten auf 520,0 pg/ml und bei Sepsispatienten auf 228,0 pg/ml zu liegen. Auffällig ist hier die IL-1RA Freisetzung zweier Sepsispatienten nach 24h TruCulture® ohne TLR-Ligand von 35900 pg/ml und 24700 pg/ml.

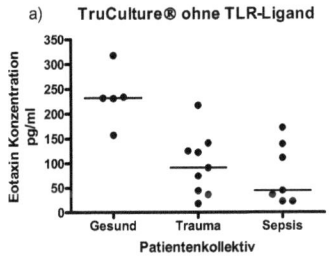
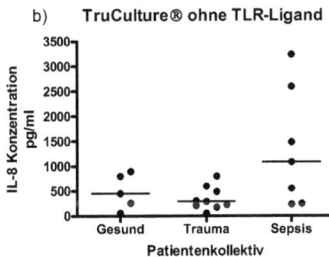
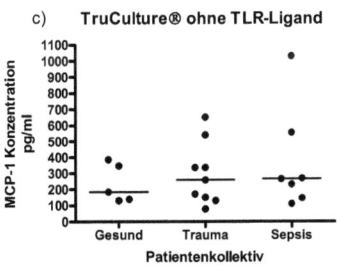

Abbildung 9 a) – c): drei Scatterdiagramme mit Einzelmesswerten von Eotaxin, Interleukin (IL)-8 und *Monocyte Chemoattractant Protein* (MCP)-1 der Probanden bestimmt nach 24h TruCulture® ohne *Toll-like* Rezeptor (TLR)-Ligand; x-Achse: einzelne Gruppen; horizontale Balken: Mediane innerhalb der Gruppen; y-Achse: jeweilige Biomarkerkonzentration in pg/ml.

Die Eotaxinwerte sind nach 24h TruCulture® ohne TLR-Ligand bei Gesunden mit 232,0 pg/ml im Median weit höher als bei Sepsispatienten (44,1 pg/ml), siehe Abbildung 9 a) – c). Traumapatienten liegen mit einem Median von 91,0 pg/ml zwischen diesen zwei Gruppen. Die IL-8-Produktion von Sepsispatienten nach 24h TruCulture® ohne TLR-Ligand ist mit einem Median von 1080 pg/ml beträchtlich. Gesunde Probanden erreichen nach 24h TruCulture® ohne TLR-Ligand einen Median von 450,0 pg/ml. Traumapatienten liegen mit einem Median von 288,0 pg/ml nach 24h TruCulture® ohne TLR-Ligand weit niedriger. Zu erwähnen ist auch der Maximalwert bei 3230 pg/ml in der Sepsisgruppe. IL-8 Konzentrationen von SIRS Patienten zeigten einen signifikanten Unterschied zu denen der Sepsisgruppe (p-Wert = 0,0418). Der MCP-1-Median liegt in der gesunden Gruppe nach 24h TruCulture® ohne TLR-Ligand bei 185,0 pg/ml, in der Traumagruppe bei 259,0 pg/ml und in der Sepsisgruppe bei 265,0 pg/ml. Der Maximalwert bei Gesunden lag bei 385,0 pg/ml, bei Traumapatienten bei 651,0 pg/ml und bei Sepsispatienten bis zu 1030 pg/ml.

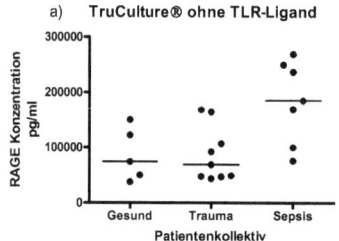 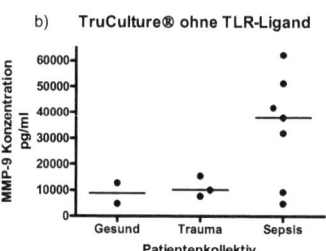

Abbildung 10 a) – b): zwei Scatterdiagramme mit Einzelmesswerten von *Receptor for Advanced Glycation End Products* (RAGE) und Metalloproteinase (MMP)-9 der Probanden bestimmt nach 24h TruCulture® ohne *Toll-like* Rezeptor (TLR)-Ligand; x-Achse: einzelne Gruppen; horizontale Balken: Mediane innerhalb der Gruppen; y-Achse: jeweilige Biomarkerkonzentration in pg/ml; cave: nicht abgebildet sind Werte unterhalb des detektierbaren Bereichs: Gesund: 3 MMP-9 Einzelwerte, Trauma: 6 MMP-9 Einzelwerte.

Den höchsten RAGE-Gehalt nach 24h TruCulture® ohne TLR-Ligand, wie in Abbildung 10 abgebildet, weisen Sepsispatienten auf mit einem Median von 185000 pg/ml. Traumapatienten liegen bei 69200 pg/ml nach 24h TruCulture® ohne TLR-Ligand und Gesunde bei 74300 pg/ml. Sepsispatienten weisen nach 24h TruCulture® ohne TLR-Ligand einen Höchstwert von 269000 pg/ml auf. Der Höchstwert der Traumagruppe mit 168000 pg/ml und der Kontrollgruppe mit 150000 liegen weit niedriger. Die MMP-9 Produktion der Sepsispatienten nach 24h TruCulture® ohne TLR-Ligand erreicht im Median einen Wert von 38000 pg/ml, bei Gesunden liegt dieser weit niedriger bei 8825 pg/ml und bei 10100 pg/ml bei Traumapatienten. Der Median der Gesunden wurde mit 2 Werten, der der Traumagruppe mit 3 Werten und der der Sepsisgruppe mit 7 Werten errechnet. Alle anderen Werte von MMP-9 liegen unterhalb des detektierbaren Bereichs. Die Mediane dienen lediglich der Orientierung und sind falsch hoch. Der Maximalwert bei Gesunden ist 12800 pg/ml, bei Traumapatienten ist dieser 15500 pg/ml hoch und bei Sepsispatienten 62200 pg/ml.

3.1.1 Übersicht der Biomarkerfreisetzungen einzelner Probanden

Um Trauma- und Sepsispatienten in das SIRS-MARS-CARS Kontinuum einordnen zu können, müssen die Biomarkerprofile der Probanden einzeln betrachtet werden, siehe Seite 32, Tabelle 7. In dieser Tabelle fällt auf, dass viele Einzelwerte der Traumapatienten nach 24h TruCulture® ohne TLR-Ligand unter dem Medianwert gesunder Probanden nach 24h TruCulture® ohne TLR-Ligand liegen, vor allem inflammatorische Zytokine wie IL-1, TNFα und IL-6, aber auch anti-inflammatorische Zytokine wie IL-13. Auch die Chemokine wie IL-8, Eotaxin und MCP-1 weisen oft niedrigere Einzelwerte nach 24h TruCulture® ohne TLR-Ligand auf als der Medianwert der Gesunden nach 24h TruCulture® ohne TLR-Ligand. Im Vergleich zu Sepsispatienten enthält das Plasma der Traumapatienten nach 24h TruCulture® ohne TLR-Ligand zum Großteil nicht messbare MMP-9-Einzelwerte. Gemeinsam zeigen diese beiden Gruppen oft niedrigere Einzelwerte von Eotaxin nach 24h TruCulture® ohne TLR-Ligand, verglichen mit dem Medianwert der gesunden Kontrollgruppe nach 24h TruCulture® ohne TLR-Ligand. Die Traumapatienten 1 bis 5 weisen keine pro-inflammatorische Immunantwort auf, da sie niedrigere Konzentrationen von IL-1, IL-6, TNF-α, MCP-1 und IL-18 nach 24h TruCulture® ohne TLR-Ligand aufzeigen als im Median die gesunde Kontrollgruppe. Anti-inflammatorische Biomarker sind hier in erhöhter Konzentration vorhanden. Die Traumapatienten 6 und 7 zeigen sowohl erhöhte Konzentrationen von pro-inflammatorischen Biomarkern wie IL-6, IL-18, MCP-1 und IL-8, als auch von anti-inflammatorischen Biomarkern wie IL-13, IL-1RA und sTNF-RII nach 24h TruCulture® ohne TLR-Ligand. Traumapatient 8 zeigt eine pro-inflammatorische Immunantwort mit erhöhten Biomarkerkonzentrationen von TNF-α, IL-6, IL-18, IL-8 und MCP-1 nach 24h TruCulture® ohne TLR-Ligand, aber auch hier sind die Biomarker der Anti-inflammation erhöht.

Die Konzentrationen der pro-inflammatorischen aber auch anti-inflammatorischen Biomarker sind nach 24h TruCulture® ohne TLR-Ligand gegenüber den maximalen Konzentrationen, welche Traumapatienten aufweisen, beachtlich. Die Sepsispatienten 1 und 2 befinden sich in einer gemischten Phase mit sowohl pro- als auch anti-inflammatorischer Immunantwort nach 24h TruCulture® ohne TLR-Ligand. Die restlichen Sepsispatienten sind nach 24h TruCulture® ohne TLR-Ligand in einer anti-inflammatorischen Phase. Durchgehend erhöhte Konzentrationen nach 24h TruCulture® ohne TLR-Ligand ergeben sich für MMP-9.

Tabelle 7: alle Einzelwerte von Interleukin (IL)-1, Tumornekrosefaktor (TNF)-α, IL-6, IL-8, IL-18, *Monocyte Chemoattractant Protein* (MCP)-1, IL-13, IL-10, löslichem Tumornekrosefaktor Rezeptor (TNF-R)II, Interleukin 1 Rezeptorantagonist (IL-1RA), *Receptor for Advanced Glycation End Products* (RAGE) und Metalloproteinase (MMP)-9 der oben abgebildeten Diagramme nach 24h TruCulture® ohne *Toll-like* Rezeptor (TLR)-Ligand. S: Sepsis; G: Medianwert der Gesunden für jeden Biomarker; T: Trauma. Einzelne Werte lagen unterhalb des detektierbaren Bereichs, sind daher hier nicht berücksichtigt; Farbe ■: Höchstwert in den einzelnen Gruppen; Farbe ■: zweithöchster Wert in den einzelnen Gruppen; Farbe ■: niedrigster Wert in den einzelnen Gruppen, jedoch nie niedriger als der Medianwert der Gesunden; Farbe ■: Werte niedriger als der Medianwert der Gesunden für den Biomarker; *: Wert unterhalb des detektierbaren Bereichs. Alle Werte sind in pg/ml angegeben.

	IL-1β	TNF-α	IL-6	IL-18	Eotaxin	IL-8	MCP-1	IL-13	IL-10	sTNF-RII	IL-1RA	RAGE	MMP-9
S 1	5,43	25	50,2	1810	172	1480	1030	32,6	16,3	24300	660,0	76200	38000
S 2	6,6	19	153	538	44,1	3230	555	36	20,8	35900	2520	250000	51300
S 3	*	4,2	9,24	627	35,8	1080	110	80,7	10,8	6510	78,6	169000	41800
S 4	0,63	4,8	51,5	597	139	550	269	24,4	13,2	27500	228,0	185000	9300
S 5	2,8	12	42,7	255	22,4	2590	231	46,8	9,22	21500	3 530	100000	62200
S 6	1,29	1,7	65,4	87,4	22,4	243	146	58,8	7,04	2360	202,0	237000	32000
S 7	*	2,7	15,9	227	111	225	265	88,3	11,4	7030	61,1	>269000	4850
G	1,5	4,2	15,4	69,2	232	450	185	56,3	4,21	1840	236,0	74300	8825*
T 1	0,55	1,8	12	49	125	52	78	31	122	3870	87,5	164000	*
T 2	0,9	5,6	72	43	18	205	336	*	10	5950	583,0	49400	7710
T 3	2,2	3,9	19	37	91	224	337	33	4,4	2160	126,0	107000	*
T 4	0,72	5,2	15	46	141	288	171	26	3,2	4 170	509,0	168000	*
T 5	0,75	3,7	26	73	122	172	151	44	8,7	3 870	520,0	92300	*
T 6	3,4	9,7	34	332	74	487	540	35	8,1	7 930	1 300	43 900	10 100
T 7	3,2	9,7	129	129	44	597	259	47	18	8 230	916,0	47 200	*
T 8	4,4	18	73	149	217	798	651	38	11	7 000	718,0	69 200	15 500
T 9	0,75	3,9	23	89	36	302	131	44	7,8	5 180	329,0	48 200	*

3.2 Biomarkerfreisetzung nach 24h TruCulture® mit TLR-Liganden

Bei der Darstellung der Ergebnisse in Kapitel 3.2 und 3.2.1 diente die Biomarkerprodukt-ion nach 24h TruCulture® ohne TLR-Ligand des jeweiligen Blutspenders als Referenzwert. Dieser wurde von den jeweils freigesetzen Biomarkerkonzentrationen nach 24h TruCulture® mit jeweiligem TLR-Liganden abgenommen. Dadurch entstanden auch negative Werte, die in die Berechnungen des Medians einflossen und ein mögliches inhib-itorisches Potential der Stimulanz wiederspiegeln und nicht unberücksichtigt bleiben sollten. Bei der Messung der Biomarkerkonzentrationen befanden sich die Einzelwerte teilweise außerhalb der Standardkurve und waren dadurch nicht detektierbar. Diese sind in allen Abbildungen im Einzelnen erwähnt. Bei allen Berechnungen konnten hier keine Zahlen eingesetzt werden, dadurch kommt es zu einer leichten Verzerrung der Ergebnisse. Darauf wird im Text jeweils hingewiesen.

Zunächst soll ein Blick auf die Zytokine der angeborenen Immunität geworfen werden. Zu diesen gehören IL-1ß, IL-6, TNF-α, IL-8 und IL-18. Diese werden zu einem Großteil von Makrophagen freigesetzt und tragen besonders viele *Toll-Like* Rezeptoren auf ihrer Zelloberfläche [50].

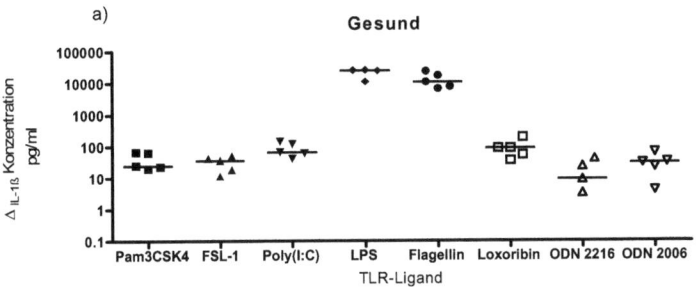

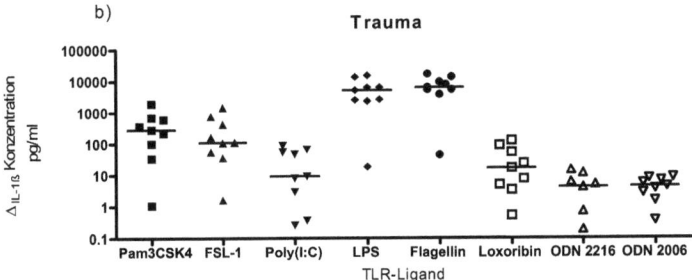

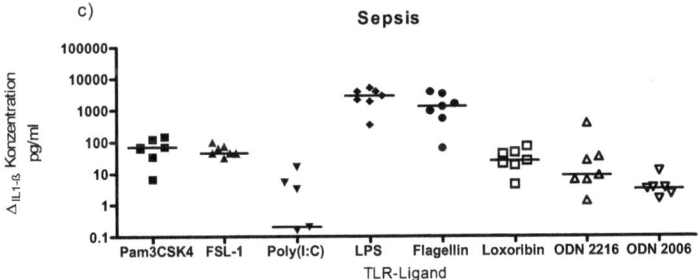

Abbildung 11 a) – c): drei Scatterdiagramme mit Interleukin Δ (IL)-1ß Konzentrationen nach 24h TruCulture® mit *Toll-like* Rezeptor (TLR)-Liganden von Gesunden, Trauma- und Sepsispatienten in logarithmischer Skala; x-Achse: Δ IL-1ß: Differenz zwischen IL-1ß Konzentration eines Probanden nach 24h TruCulture® mit jeweiligem TLR-Ligand und der IL-1ß Konzentration des gleichen Probanden nach 24h TruCulture® ohne TLR-Ligand in pg/ml; horizontale Balken: Medianwert aller IL-1ß Einzelwerte einer Gruppe nach 24h TruCulture® mit dem jeweiligem TLR-Liganden; y-Achse: TLR-Liganden: Pam3CSK4: *Tripalmitoylated Bacterial Lipopeptide*, FSL-1: *Fibroblast-stimulating Lipopeptide 1*, Poly(I:C): *Polyinosinic-polycytidylic Acid*, LPS: Lipopolysaccharid, ODN: Oligodeoxynukleotid; cave: unberücksichtigt sind Werte unterhalb des detektierbaren Bereichs: Kontrollgruppe: ein Einzelwert nach 24h TruCulture® mit LPS Stimulation; cave: Negativwerte entstehen, wenn der Einzelwert eines Probanden nach 24h TruCulture® ohne TLR-Ligand größer als der Einzelwert des gleichen Probanden nach 24h TruCulture® mit jeweiliger TLR-Liganden Stimulation ist; cave: negative Werte kommen nicht zur Abbildung, negative Mediane sind nicht abgebildet.

In Abbildung 11 a) – c) erweisen sich LPS und Flagellin in allen Gruppen als stärkste Stimulanz für eine Δ IL-1ß Freisetzung im TruCulture® System. Gesunde Probanden erreichen im Median Werte von 25096 pg/ml nach 24h TruCulture® mit LPS und 10999 pg/ml mit Flagellin Stimulation. Traumapatienten setzen nach 24h TruCulture® mit LPS im Median 5159 pg/ml frei und weisen damit einen Kapazitätsverlust von 79% auf. Nach 24h TruCulture® mit Flagellin liegt der Median bei 6427 pg/ml, welches einem Verlust von 42% entspricht. Sepsispatienten stellen im Median 2829 pg/ml nach 24h TruCulture® mit LPS Stimulation und 1303 pg/ml nach Flagellin Stimulation her. In dieser Gruppe sind die Kapazitätsverluste mit 89% nach 24h TruCulture® mit LPS Stimulation und 88% nach Flagellin Stimulation noch stärker ausgeprägt insbesondere bei Flagellin Stimulation. Auffällig ist die Δ IL-1ß Freisetzung nach 24h TruCulture® mit Pam3CSK4 und FSL-1 Stimulation von Traumapatienten und Sepsispatienten, welche mit Medianwerten von 282,3 pg/ml und 109,8 pg/ml bei der Traumagruppe und Werten von 69,47 pg/ml und 45,07 pg/ml bei der Sepsisgruppe höher liegen als die Medianwerte der gesunden Kontrollgruppe mit 25,38 pg/ml nach 24h TruCulture® mit Pam3CSK4 und 36,53 pg/ml mit FSL-1 Stimulation. Traumapatienten zeigen eine Produktionserhöhung nach 24h TruCulture® mit Pam3CSK4 Stimulation von 1012% im Vergleich zur Kontrollgruppe und nach 24h TruCulture® mit FSL-1 Stimulation von 201%. Sepsispatienten setzen nach 24h TruCulture® mit Pam3CSK4 Stimulation 174% und mit FSL-1 Stimulation 23% mehr frei als die gesunde Kontrollgruppe. Auch hier ist die Sepsisgruppe weniger reagibel als die Traumagruppe. Für gesunde Patienten ist Pam3CSK4 und FSL-1 keine wesentliche Stimulanz für eine Δ IL-1ß Freisetzung. Bei gesunden Probanden liegen Mediane nach 24h TruCulture® mit Loxoribin Stimulation bei 89,35 pg/ml und mit Poly (I:C) Stimulation bei 67,56 pg/ml. Loxoribin und Poly (I:C) zeigen sich in dieser Gruppe als zweitstärkste hier verwendete Teststimulanzen für eine Δ IL-1ß-Freisetzung. Vergleichswerte der Traumagruppe liegen bei 17,08 pg/ml und 9,350 pg/ml. Ähnlich niedrig liegen die Medianwerte der Sepsisgruppe mit 25,30 pg/ml nach 24h TruCulture® mit Loxoribin Stimulation und 0,2 pg/ml mit Poly (I:C) Stimulation. Hier zeigen sich deutliche Verluste in der Δ IL-1ß Produktion. Bei Traumapatienten liegt der Verlust bei 81% nach 24h TruCulture® mit Loxoribin und 86% mit Poly (I:C) Stimulation. Die Δ IL-1ß Freisetzung nach 24h TruCulture® mit ODN2216 und ODN2006 Stimulation bleibt bei Trauma- und Sepsispatienten unter 10 pg/ml. Nach 24h TruCulture® mit ODN2006 Stimulation erreichen Gesunde noch einen Medianwert von 31,15 pg/ml, während Trauma- mit 4,460 pg/ml und Sepsispateinten mit 3,130 pg/ml Verluste von 86% und 90% einräumen.

a)

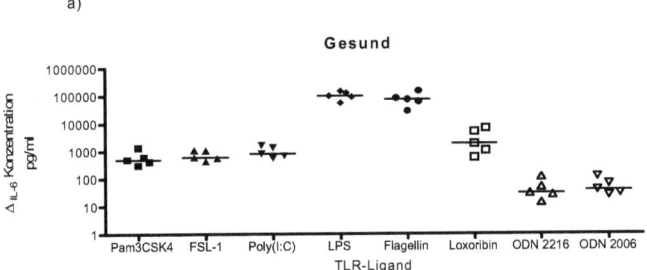

b)

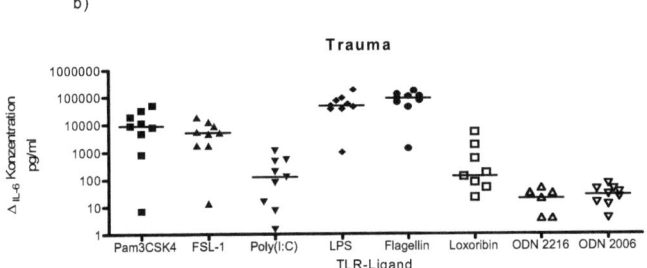

c)

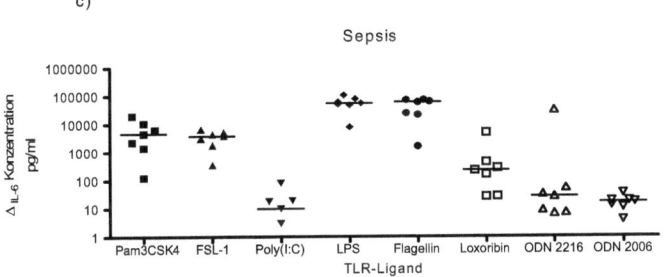

Abbildung 12 a) – c): drei Scatterdiagramme mit Konzentrationen von Interleukin Δ (IL)-6 nach 24h TruCulture® mit *Toll-like* (TLR) Liganden von Gesunden, Trauma- und Sepsispatienten in logarithmischer Skala; x-Achse: Δ IL-6: Differenz zwischen IL-6 Konzentration eines Probanden nach 24h TruCulture® mit jeweiligem TLR-Ligand und der IL-6 Konzentration des gleichen Probanden nach 24h TruCulture® ohne TLR-Ligand in pg/ml; horizontale Balken: Medianwert aller IL-6 Einzelwerte einer Gruppe nach 24h TruCulture® mit dem jeweiligem TLR-Liganden; y-Achse: TLR-Liganden: Pam3CSK4: *Tripalmitoylated Bacterial Lipopeptide*, FSL-1: *Fibroblast-stimulating Lipopeptide* 1, Poly(I:C): *Polyinosinic-polycytidylic Acid*, LPS: Lipopolysac-charid, ODN: Oligodeoxynukleotid; cave: Negativwerte entstehen, wenn der Einzelwert eines Probanden nach 24h TruCulture® ohne TLR-Ligand größer als der Einzelwert des gleichen Probanden nach 24h TruCulture® mit jeweiliger TLR-Liganden Stimulation ist; cave: negative Werte kommen nicht zur Abbildung, negative Mediane sind nicht abgebildet.

In Abbildung 12 zeigt Δ IL-6 ein ähnliches Reaktionsprofil auf die Stimulation mit diesen TLR-Liganden. Hier zeigen sich LPS und Flagellin im TruCulture® System ebenfalls als stärkste Stimulanzen für eine Δ IL-6 Freisetzung. Gesunde erreichen mit einem Median von 99388 pg/ml und 73700 pg/ml Höchstwerte von Δ IL-6. Niedrigere Δ IL-6 Werte weisen Traumapatienten auf mit einem Median von 48066 pg/ml nach 24h TruCulture® mit LPS und 88827 pg/ml mit Flagellin Stimulation. Am niedrigsten sind die Werte der Sepsisgruppe mit Medianwerten von 54784 pg/ml und 59791 pg/ml. Reagibilitätsverluste liegen bei Traumapatienten bei 52% nach 24h TruCulture® mit LPS Stimulation und bei Sepsispatienten bei 45% mit LPS und 19% mit Flagellin Stimulation. Auffällig zeigt sich die Reagibilität der Traumapatienten auf Flagellin. Sie setzen im Median 21% mehr Δ IL-6 frei als die gesunde Kontrollgruppe.

Während sich bei der gesunden Kontrollgruppe Loxoribin und Poly (I:C) im TruCulture® System als zweitstärkste Stimulanzen nach LPS und Flagellin zeigen, sind es bei den anderen zwei Pam3CSK4 und FSL-1. Die gesunden Probanden setzen im Median 504,0 pg/ml nach 24h TruCulture® mit Pam3CSK4 und 616,0 pg/ml mit FSL-1 Stimulation frei. Verglichen mit den Medianwerten von Traumapatienten mit 9118 pg/ml und 5038 pg/ml und denen der Sepsisgruppe mit 4640 pg/ml und 3871 pg/ml liegen die Werte Gesunder niedriger. Die Freisetzung nach 24h TrCulture® mit Pam3CSK4 Stimulation erhöht sich um 1709% bei Traumapatienten und um 821% bei Sepsispatienten. Auffällig ist auch hier die starke Reaktion der Traumagruppe. nach 24h TruCulture® mit FSL-1 Stimulation erhöht sich die Produktion um 718% in der Traumagruppe und 528% in der Sepsisgruppe. Im Falle von Loxoribin und Poly (I:C) zeigen Trauma- mit Medianwerten von Δ IL-6 von 125,8 pg/ml und 124,2 pg/ml und Sepsispatienten mit 226,1 pg/ml und 10,00 pg/ml im Vergleich zur Kontrollgruppe 1882 pg/ml und 827,7 pg/ml deutliche Einbußen in der Reaktionsfähigkeit auf diese Stimuli. Starke Verluste mit 99% zeigen Sepsispatienten bei der Freisetzung von Δ IL-6 nach 24h TruCulture® mit Poly (I:C) Stimulation, etwas milder mit 85% zeigt sich der Verlust der Traumagruppe. Loxoribin offenbart sich im TruCulture® System als bedeutende Stimulanz für eine Δ IL-6 Freisetzung, die Reagibilitätsverluste liegen bei 93% und 88% bei Probanden mit Sepsis. ODN ist mit einem Medianwert Gesunder von 29,20 pg/ml nach 24h TruCulture® mit ODN2216 und 38,40 pg/ml mit ODN2006 pg/ml Stimulation schwächster Stimulus.

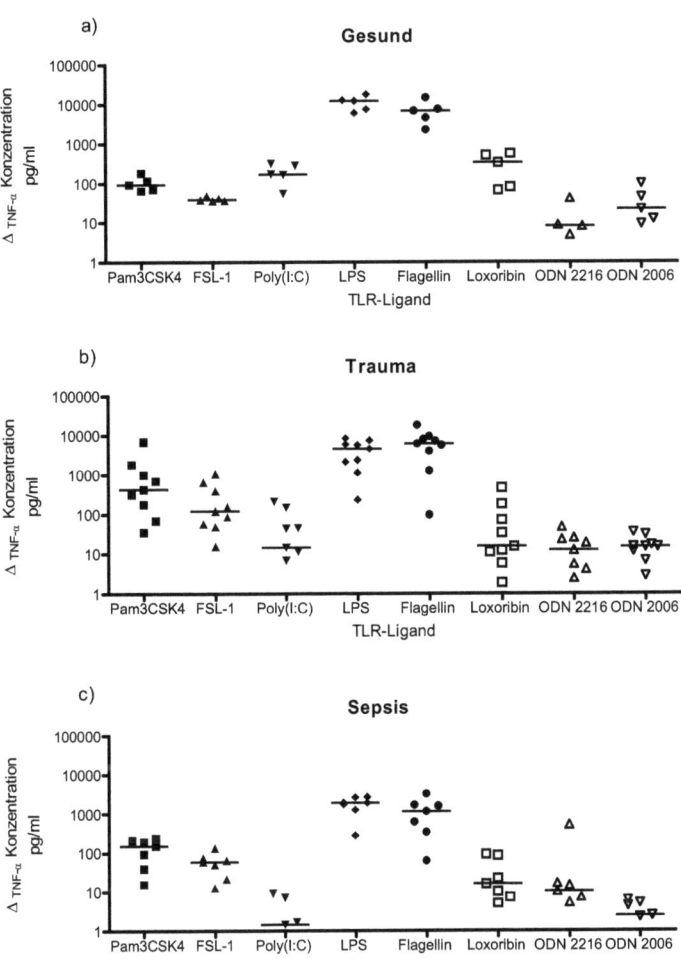

Abbildung 13 a) - c): drei Scatterdiagramme mit Einzelwerten von Tumornekrosefaktor Δ (TNF)-α nach 24h Truculture® mit *Toll-like* Rezeptor (TLR)-Liganden von Gesunden, Trauma- und Sepsispatienten in logarithmischer Skala; x-Achse: Δ TNF-α: Differenz zwischen der TNF-α Konzentration eines Probanden nach 24h TruCulture® mit jeweiligem TLR-Ligand und der TNF-α Konzentration des gleichen Probanden nach 24h TruCulture® ohne TLR-Ligand in pg/ml; horizontale Balken: Medianwert aller TNF-α Einzelwerte einer Gruppe nach 24h TruCulture® mit dem jeweiligen TLR-Liganden; y-Achse: einzelne TLR-Liganden: Pam3CSK4: *Tripalmitoylated Bacterial Lipopeptide*, FSL-1: *Fibroblast-stimulating Lipopeptide* 1, Poly(I:C): *Polyinosi-nic-polycytidylic Acid*, LPS: Lipopolysaccharid, ODN: Oligodeoxynukleotid; cave: Negativwerte entstehen, wenn der Einzelwert eines Probanden nach 24h TruCulture® ohne TLR-Ligand größer als der Einzelwert des gleichen Probanden nach 24h TruCul-ture® mit jeweiliger TLR-Liganden Stimulation ist; cave: negative Werte kommen nicht zur Abbildung, negative Mediane sind nicht abgebildet.

Simultan zu den obigen Scatterdiagrammen von Δ IL-1ß und Δ IL-6 dominiert im TruCul-ture® System auch im Falle von TNF-α LPS und Flagellin als bedeutendste Stimulanz, siehe Abbildung 13. Die Medianwerte von Gesunden mit 12187 pg/ml und 6817 pg/ml sind liegen weit über denen der Traumapatienten mit 4535 pg/ml und 6152 pg/ml und Sep-sispatienten mit 1888 pg/ml und 1146 pg/ml. Es liegen Verluste in der Produktivität nach 24h TruCulture® mit LPS Stimulation von 63% in der Traumagruppe und 85% in der Sep-sisgruppe vor. Nach 24h TruCulture® mit Flagellin Stimulation werden weit niedrigere Verluste von nur 10% bei Traumapatienten gemessen, während Sepsispatieten starke Einbußen von 83% aufweisen. Nach 24h TruCulture® mit Pam3CSK4 Stimulation ist die Δ TNF-α Freisetzung bei Gesunden am niedrigsten mit im Median 94,38 pg/ml und 37,80 pg/ml nach 24h TruCulture® mit FSL-1 Stimulation. Höchstwerte nach 24h TruCulture® mit Pam3CSK4 und FSL-1 Stimulation erreichen Traumapatienten mit Medianwerten von 425,9 pg/ml und 121,9 pg/ml, gefolgt von Sepsispatienten mit Medianwerten von 152,8 pg/ml, d.h. eine Zunahme der Produktion um 62%, und 59,94 pg/ml, entsprechend einer Zunahme um 56%. Demnach erzielen Traumapatienten eine bemerkenswerte Zunahme der Δ TNF-α Freisetzung um 351% nach 24h TruCulture® mit Pam3CSK4 Stimulation und um 222% im Falle von FSL-1 Stimulation. Während gesunde Probanden nach 24h TruCul-ture® mit Loxoribin und Poly (I:C) Stimulation noch Medianwerte von 335,8 pg/ml und 170,5 pg/ml erreichen, sind die Werte der Trauma- mit 15,65 pg/ml und 14,66, welches einem Produktionsverlust von 95% pg/ml und 91% entspricht, und der Sepsispatienten mit 16,05 pg/ml und 1,44 pg/ml, welches Verlusten von 95% und 99% entspricht, sehr niedrig. Auffällig ist, dass Sepsispatienten nach 24h TruCulture® mit Poly (I:C) Stimulation kaum noch Δ TNF-α herstellen. ODN zeigt nur geringe Effekte.

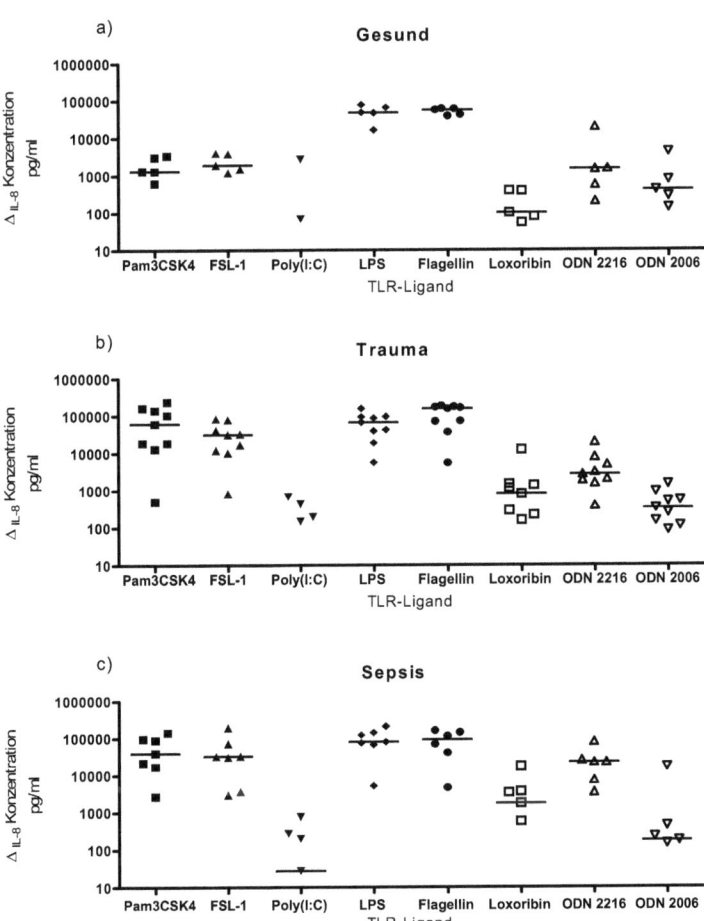

Abbildung 14 a) – c): drei Scatterdiagramme mit Einzelwerten von Interleukin Δ (IL)-8 nach 24h TruCulture® mit *Toll-like* Rezeptor (TLR)-Liganden von Gesunden, Trauma- und Sepsispatienten in logarithmischer Skala; x-Achse: Δ IL-8: Differenz zwischen der IL-8 Konzentration eines Probanden nach 24h TruCulture® mit jeweiligem TLR-Ligand und der IL-8 Konzentration des gleichen Probanden nach 24h TruCulture® ohne TLR-Ligand in pg/ml; horizontale Balken: Medianwert aller IL-8 Einzelwerte einer Gruppe nach 24h TruCulture® mit dem jeweiligen TLR-Liganden; y-Achse: einzelne TLR-Liganden: Pam3CSK4: *Tripalmitoylated Bacterial Lipopeptide*, FSL-1: *Fibroblast-stimulating Lipopeptide* 1, Poly(I:C): *Polyinosinic-polycytidylic Acid*, LPS: Lipopolysaccharid, ODN: Oligodeoxynukleotid; cave: unberücksichtigt sind Werte unterhalb des detektierbaren Bereichs: Sepsisgruppe: jeweils ein Einzelwert nach 24h TruCulture® mit Flagellin und mit ODN2216; cave: Negativwerte entstehen, wenn der Einzelwert eines Probanden nach 24h TruCulture® ohne TLR-Ligand größer als der Einzelwert nach 24h TruCulture® mit jeweiliger TLR-Liganden Stimulation ist; cave: negative Werte kommen nicht zur Abbildung, negative Mediane sind nicht abgebildet.

Ähnlich wie in den vorherigen Abbildungen stellen sich im TruCulture® System auch in Abbildung 14 LPS und Flagellin als stärkste Stimuli dar. Medianwertepaare gesunder Probanden liegen bei 48845 pg/ml und 57405 pg/ml. Die Medianwerte der Traumagruppe mit 67228 pg/ml und 154828 pg/ml zeigen eine Zunahme der Reagibilität von 38% und 170% auf diese Stimuli. Sieht man sich die Medianwerte von den Septikern an, ist auch hier ein Anstieg in der Reagibilität von 65%, und 62% zu verzeichnen das entspricht 80375 pg/ml und 93004 pg/ml. Auch hier zeigen sich Traumapatienten besonders reagibel auf Flagellin. Auffällig hohe Medianwerte im Vergleich zu Gesunden mit 1340 pg/ml und 1930 pg/ml werden bei Trauma- mit 61895 pg/ml und 31903 pg/ml und Sepsispatienten mit 39520 pg/ml und 32957 pg/ml nach 24h TruCulture® mit Pam3CSK4 und mit FSL-1 Stimulation erreicht. Die Zunahme der Reagibilität ist hierbei beachtlich 4519% und 1553% bei Traumapatienten und 2849% und 1608% bei Sepsispatienten. Nach 24h TruCulture® mit Loxoribin Stimulation zeigen sich ebenfalls höhere Medianwerte bei Trauma und Sepsis. Der Medianwert Gesunder findet sich bei 103,6 pg/ml, während Traumapatienten einen Medianwert von 825,0 pg/ml erreichen. Erstmals dominieren hier Medianwerte der Sepsisgruppe, die bei 1790 pg/ml zu liegen kommen. Eine Zunahme von 696% in der Traumagruppe und 1628% in der Sepsisgruppe ist zu verzeichnen. ODN2216 offenbart sich im TruCulture® System als ein bedeutender Stimulus für eine Δ IL-8 Produktion. Medianwerte Gesunder, Trauma- und Sepsispatienten sind von links nach rechts gesehen mit Werten von 1535 pg/ml, 2768 pg/ml und 22985 pg/ml tendenziell steigend. Sepsispatienten zeigen 1397% Zunahme in der Reagibilität, während Traumapatienten nur eine Zunahme von 80% aufweisen. Abfallend zeigen sich die Δ IL-8 Mediane nach 24h TruCulture® mit ODN2006 Stimulation von links nach rechts mit Werten von 428,0 pg/ml, 344,0 pg/ml und 181,0 pg/ml. Poly (I:C) zeigte sich im TruCulture® System in keiner Gruppe als Stimulus mit negativen Medianwerten von Δ IL-8 bei Gesunden und Traumapatienten.

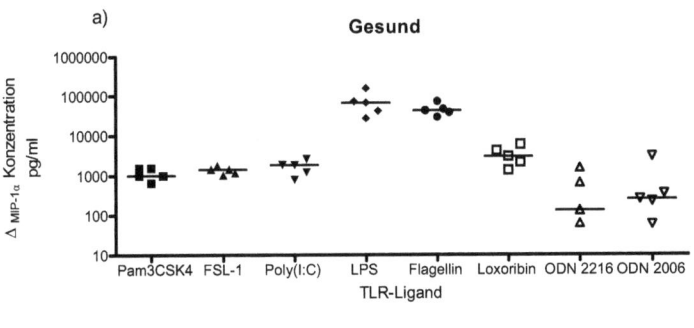

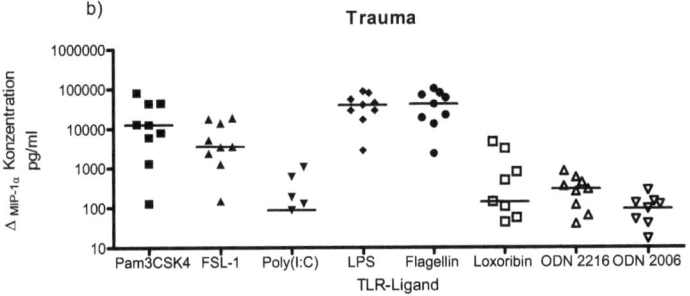

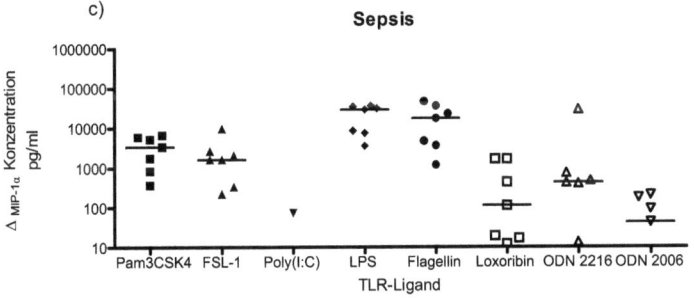

Abbildung 15 a) – c): drei Scatterdiagramme mit Einzelwerten von *Macrophage-inflammatory Protein* Δ (MIP)-1α nach 24h TruCulture® mit *Toll-like* Rezeptor (TLR)-Liganden von Gesunden, Trauma- und Sepsispatienten in logarithmischer Skala; x-Achse: Δ MIP-1α: Differenz zwischen der MIP-1α Konzentration eines Probanden nach 24h TruCulture® mit jeweiligem TLR-Ligand und der MIP-1α Konzentration des gleichen Probanden nach 24h TruCulture® ohne TLR-Ligand in pg/ml; horizontale Balken: Medianwert aller Einzelwerte in einer Gruppe nach 24h TruCulture® mit dem jeweiligen TLR-Liganden; y-Achse: einzelne TLR-Liganden: Pam3CSK4: *Tripalmitoylated Bacterial Lipopeptide*, FSL-1: *Fibroblast-stimulating Lipopeptide 1*, Poly(I:C): *Polyinosinic-polycytidylic Acid*, LPS: Lipopolysaccharid, ODN: Oligodeoxynukleotid; cave: Negativwerte entstehen, wenn der Einzelwert eines Probanden nach 24h TruCulture® ohne TLR-Ligand größer als der Einzelwert des gleichen Probanden nach 24h TruCulture® mit jeweiliger TLR-Liganden Stimulation ist; cave: negative Werte kommen nicht zur Abbildung, negative Mediane sind nicht abgebildet.

Als nächstes soll ein Blick auf die Chemokine gerichtet werden. Sie sind im Wesentlichen an der Auslösung von Chemotaxis bei Immunzellen beteiligt. MIP-1α, MIP-1-ß und MCP-1 gehören zu der CC-Familie und sind auch unter der Kennung CCL3, CCL4 und CCL2 bekannt. Sie locken vor allem T-Zellen und Neutrophile an und können diese aktivieren [50]. In Abbildung 15 erkennt man, dass im TruCulture® System LPS und Flagellin besondere Stimuli für eine Δ MIP-1α Freisetzung sind. Nach 24h TruCulture® mit ihrer Stimulation erreichen Gesunde Werte von im Median 67534 pg/ml und 43355 pg/ml. Deutliche Einbußen von 41% zeigen Traumapatienten nach 24h TruCulture® mit LPS Stimulation mit einem Median von 39547 pg/ml. Gering sind die Verluste nach 24h TruCulture® mit Flagellin Stimulation von 3% mit einem Median von 41939 pg/ml. Sepsispatienten hingegen weisen Produktivitätsabnahmen von 57% und 59% auf mit Medianwerten von 29151 pg/ml und 17637 pg/ml. Starke Verluste von 95%-100% sind auch nach 24h TruCulture® mit Poly (I:C) und Loxoribin Stimulation zu erkennen. Während Gesunde im Median Werte von 1864 pg/ml und 3072 pg/ml erreichen, liegen die Mediane von Trauma- mit 88 pg/ml und 141 pg/ml und Sepsispatienten mit <0 pg/ml und 113,9 pg/ml weit niedriger. Eine Stimulation mit ODN2006 führt in der Kontrollgruppe zu einer MIP-1α Freisetzung von im Median 260,5 pg/ml. Hier kommt es bei Trauma- und Sepsispatienten ebenfalls zu einem Rückgang von 64% und 83%. Sie besitzen Medianwerte von 93,10 pg/ml und 43,10 pg/ml. Erhöhte Δ MIP-1α Freisetzung erkennt man in der Trauma- und Sepsisgruppe nach 24h TruCulture® mit Pam3CSK4, FSL-1und ODN2216 Stimulation. Auffallend ist der extreme Unterschied in der Freisetzung nach 24h TruCulture® mit Pam3CSK4 Stimulation. Traumapatienten erreichen im Median 12759 pg/ml, während Gesunde nur 1010 pg/ml MIP-1α freisetzen. Der Median in der Sepsisgruppe liegt bei 3390 pg/ml. Traumapatienten weisen einen Zuwachs von 1163% auf, Sepsispatienten einen von 235%. Nach 24h TruCulture® mit FSL-1 ist der Zuwachs niedriger mit einem Median von 3517 pg/ml und 1641 pg/ml in der Trauma- und Sepsisgruppe und 1445 pg/ml in der Kontrollgruppe beträgt er 143% und 14%. Nach 24h TruCulture® mit ODN2216 Stimulation ist der Zuwachs bei Sepsispatienten mit einem Median von 430,9 pg/ml am höchsten. Traumapatienten erreichen im Median einen Wert von 290,7 pg/ml. Am niedrigsten ist der Wert der Kontrollgruppe mit 135,5 pg/ml. Das entspricht einer Abweichung von 218% in der Sepsisgruppe und 115% in der Traumagruppe.

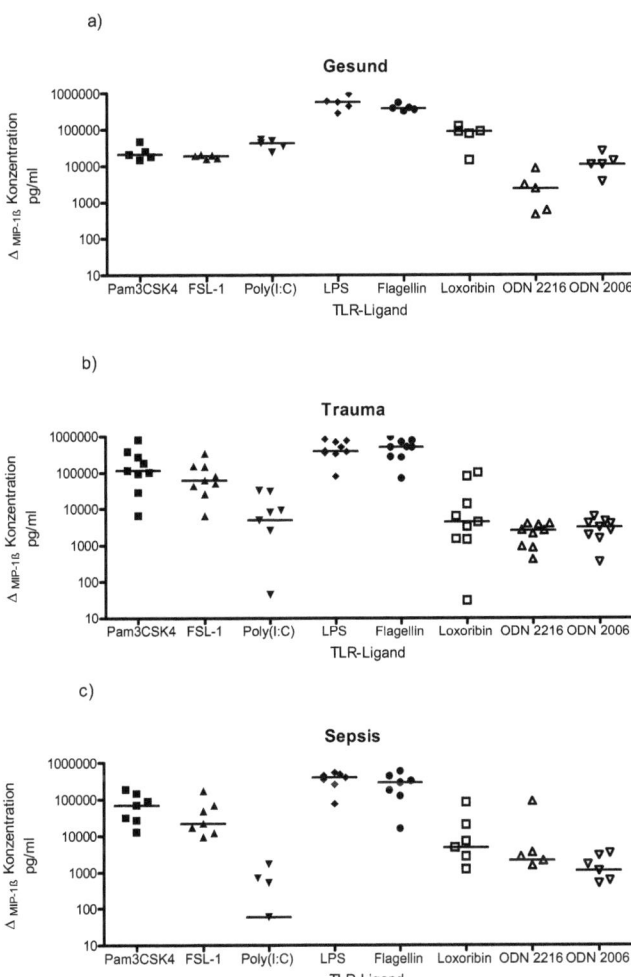

Abbildung 16 a) – c): drei Scatterdiagramme mit Einzelwerten von *Macrophage-inflammatory Protein* Δ (MIP)-1ß nach 24h TruCulture® mit *Toll-like* Rezeptor (TLR)-Liganden von Gesunden, Trauma- und Sepsispatienten in logarithmischer Skala; x-Achse: Δ MIP-1ß: Differenz zwischen der MIP-1ß Konzentration eines Probanden nach 24h TruCulture® mit jeweiligem TLR-Ligand und der MIP-1ß Konzentration des gleichen Probanden nach 24h TruCulture® ohne TLR-Ligand in pg/ml; horizontale Balken: Medianwert aller MIP-1ß Einzelwerte einer Gruppe nach 24h TruCulture® mit dem jeweiligen TLR-Liganden; y-Achse: einzelne TLR-Liganden: Pam3CSK4: *Tripalmitoylated Bacterial Lipopeptide*, FSL-1: *Fibroblast-stimulating Lipopeptide* 1, Poly(I:C): *Polyinosinic-polycytidylic Acid*, LPS: Lipopolysaccharid, ODN: Oligodeoxynukleotid; cave: Negativwerte entstehen, wenn der Einzelwert eines Probanden nach 24h TruCulture® ohne TLR-Ligand größer als der Einzelwert des gleichen Probanden nach 24h TruCulture® mit jeweiliger TLR-Liganden Stimulation ist; cave: negative Werte kommen nicht zur Abbildung, negative Mediane sind nicht abgebildet.

Extrem hohe Δ MIP-1ß Mediane von 567410 pg/ml und 382410 pg/ml erreichen Gesunde nach 24h TruCulture® mit LPS und Flagellin Stimulation, siehe Abbildung 16. Trauma- und Sepsispatienten setzen nach 24h TruCulture® mit LPS Stimulation im Median nur noch 396775 pg/ml und 401683 pg/ml frei. Das hat einen Produktivitätsverlust von 30% und 29% zu bedeuten. Nach 24h TruCulture® mit Flagellin Stimulation setzen Sepsispatienten nur noch 292 713 pg/ml Δ MIP-1ß frei, das entspricht einer Abnahme von 23%. Traumapatienten hingegen produzieren mit im Median 512775 pg/ml 34% mehr als die Kontrollgruppe. Nach 24h TruCulture® mit Poly (I:C) und Loxoribin Stimulation erreichen Trauma- und Sepsispatienten Werte von im Median 5001 pg/ml, 4401 pg/ml und 59pg/ml, 4874 pg/ml. Die Produktivität ist hier in Bezug zur Kontrollgruppe mit Medianwerten von 43230 pg/ml und 88810 pg/ml bei Traumapatienten um 88% und 95% und bei Sepsispatienten um nahezu 100% und 95% verringert. Nach 24h TruCulture® mit ODN2216 Stimulation kommt es in der Trauma- und Sepsisgruppe mit Medianen von 2566 pg/ml und 2124 pg/ml in Bezug auf den Median der Kontrollgruppe mit 2404 pg/ml einerseits zu einem Zuwachs von 7% und andererseits zu einer Abnahme von 12%. Deutlicher Verluste von 71% und 90% erkennt man nach 24h TruCulture® mit ODN2006 Stimulation. Hier produzieren Trauma- und Sepsisgruppe im Vergleich zur gesunden Kontollgruppe mit eine Median von 10810 pg/ml nur noch Werte von im Median 3148 pg/ml und 1130 pg/ml. Eine vermehrte Δ MIP-1ß Freisetzung gegenüber der Kontrollgruppe mit Medianen von 20830 pg/ml und 19110 pg/ml zeigen Trauma- und Sepsispatienten nach 24h TruCulture® mit Pam3CSK4 und FSL-1 Stimulation mit Medianen von 115760 pg/ml, 63060 pg/ml und 70497 pg/ml, 21883 pg/ml. Besonders bedeutend ist der Zuwachs von 456% nach 24h TruCulture® mit Pam3CSK4 Stimulation, den die Traumapatienten verzeichnen. Er zeigt sich niedriger mit 230% nach 24h TruCulture® mit FSL-1 Stimulation. Sepsispatienten weisen Zunahmen von 238% mit Pam3CSK4 und 15% mit FSL-1 Stimulation auf.

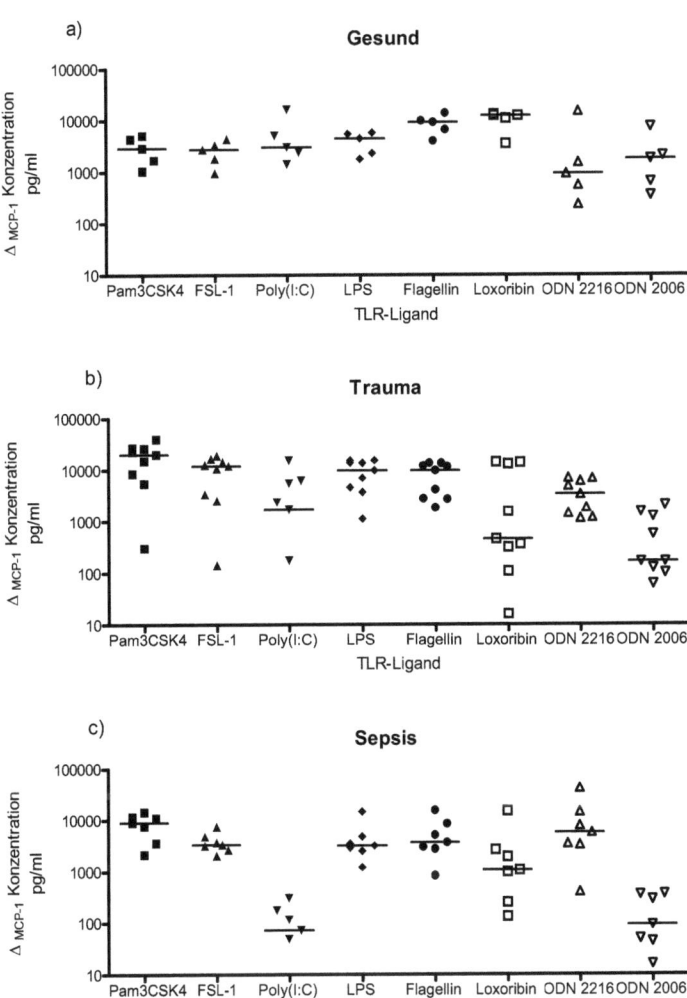

Abbildung 17 a) – c): drei Scatterdiagramme mit Einzelwerten von *Monocyte Chemoattractant Protein* Δ (MCP)-1 nach 24h TruCulture® mit *Toll-like* Rezeptor (TLR)-Liganden von Gesunden, Trauma- und Sepsispatienten in logarithmischer Skala; x-Achse: Δ MCP-1: Differenz zwischen der MCP-1 Konzentration eines Probanden nach 24h TruCulture® mit jeweiligem TLR-Ligand und der MCP-1 Konzentration des gleichen Probanden nach 24h TruCulture® ohne TLR-Ligand in pg/ml; horizontale Balken: Medianwert aller MCP-1 Einzelwerte einer Gruppe nach 24h TruCulture® mit dem jeweiligen TLR-Liganden; y-Achse: einzelne TLR-Liganden: Pam3CSK4: *Tripalmitoylated Bacterial Lipopeptide*, FSL-1: *Fibroblast-stimulating Lipopeptide* 1, Poly(I:C): *Polyinosinic-polycytidylic Acid*, LPS: Lipopolysaccharid, ODN: Oligodeoxynukleotid; cave: Negativwerte entstehen, wenn der Einzelwet eines Probanden nach 24h TruCulture® ohne TLR-Ligand größer als der Einzelwert des gleichen Probanden nach 24h TruCulture® mit jeweiliger TLR-Liganden Stimulation ist; cave: negative Werte kommen nicht zur Abbildung, negative Mediane sind nicht abgebildet.

Im TruCulture® System als bedeutendste Stimuli für eine Δ MCP-1 Freisetzung sind Flagellin und Loxoribin zu erkennen mit Medianen von 9194 pg/ml und 12315 pg/ml bei Gesunden, siehe Abbildung 17. Traumapatienten setzen mit einem Median von 9860 pg/ml nach Flagellin Stimulation 7% mehr frei als die Kontrollgruppe. Einen starken Produktivitätsverlust von 96% erleiden sie nach 24h TruCulture® mit Loxoribin Stimulation mit einem Median von 458pg/ml. In der Sepsisgruppe liegen die Mediane bei 3705 pg/ml nach 24h TruCulture® mit Flagellin Stimulation und 1090 pg/ml nach 24h TruCulture® mit Loxoribin Stimulation, das entspricht Abnahmen von 60% und 91%. Mediane nach 24h TruCulture® mit Poly (I:C) und LPS Stimulation kommen in der Kontrollgruppe bei 3029 pg/ml und 4409 pg/ml zu liegen. Trauma- und Sepsispatienten erreichen Mediane von 1710 pg/ml und 72 pg/ml nach Poly (I:C) Stimulation und machen damit Einbußen von 44% und 98%. Während Traumapatienten mit einem Median von 9849 pg/ml einen Zuwachs von 123% aufweisen liegt der Median der Sepsisgruppe mit 3205 pg/ml um 27% unter dem Median der Kontrollgruppe. Besonders reagibel zeigen sich Traumapatienten nach 24h TruCulture® mit Pam3CSK4 und FSL-1 Stimulation mit Medianen von 20149 pg/ml und 12060 pg/ml liegen sie mit einem Zuwachs von 595% und 344% weit über den Medianen Gesunder 2901 pg/ml und 2714 pg/ml. Weniger ausgeprägte Zunahmen in der Produktivität von 210% und 24% hingegen zeigen Sepsispatienten mit Medianen von 8985 pg/ml und 3375 pg/ml. Während Gesunde nach 24h TruCulture® mit ODN2216 Stimulation mit einem Median von 935 pg/ml weniger Δ MCP-1 freisetzen als nach 24h TruCulture® mit ODN2006 Stimulation mit 1795 pg/ml, ist das Verhältnis bei Trauma- mit im Median Werten von 3399 pg/ml und 168 pg/ml und Sepsispatienten mit 5841pg/ml und 94 pg/ml umgekehrt. Es lassen sich einerseits Produktivitätszunahmen von 264% und 525% nach 24h TruCulture® mit ODN2216 Stimulation erkennen und andererseits Produktivitätsabnahmen von 91% und 95% nach 24h TruCulture® mit ODN2006 Stimulation.

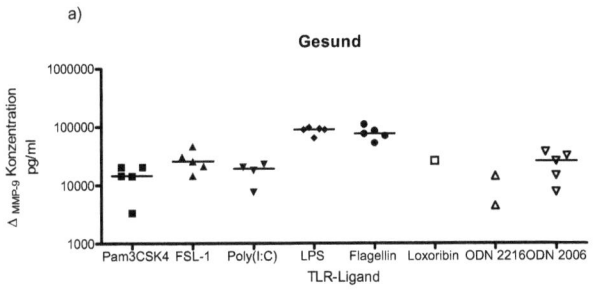

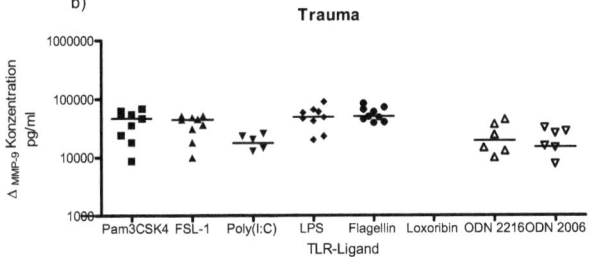

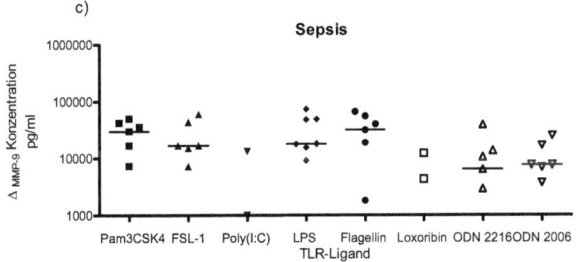

Abbildung 18 a) – c): drei Scatterdiagramme mit Einzelwerten von Metalloproteinase Δ (MMP)-9 nach 24h TruCulture® mit *Toll-like* Rezeptor (TLR)-Liganden von Gesunden, Trauma- und Sepsispatienten in logarithmischer Skala; x-Achse: Δ MMP-9: Differenz zwischen der MMP-9 Konzentration eines Probanden nach 24h TruCulture® mit jeweiligem TLR-Ligand und der MMP-9 Konzentration des gleichen Probanden nach 24h TruCulture® ohne TLR-Ligand in pg/ml; horizontale Balken: Medianwert aller MMP-9 Einzelwerte einer Gruppe nach 24h TruCulture® mit dem jeweiligen TLR-Liganden; y-Achse: einzelne TLR-Liganden: Pam3CSK4: *Tripalmitoylated Bacterial Lipopeptide*, FSL-1: *Fibroblast-stimulating Lipopeptide 1*, Poly(I:C): *Polyinosinic-polycytidylic Acid*, LPS: Lipopolysaccharid, ODN: Oligodeoxynukleotid;. cave: unberücksichtigt sind Werte unterhalb des detektierbaren Bereichs: Kontrollgruppe: jeweils drei Einzelwerten nach 24h TruCulture® mit Loxoribin und mit ODN2216 Stimulation und einem Einzelwert mit Poly (I:C) Stimulation; Traumagruppe: allen Einzelwerten nach 24h TruCulture® mit Loxoribin Stimulation, drei Einzelwerten mit Poly (I:C) Stimulation, drei Einzelwerten mit ODN2216 Stimulation und einem Einzelwert mit ODN2006 Stimulation; Sepsisgruppe: einem Einzelwert nach 24h TruCulture® mit Poly (I:C) Stimulation; cave: Negativwerte entstehen, wenn der Einzelwert eine Probanden nach 24h TruCulture® ohne TLR-Ligand größer als der Einzelwert nach 24h TruCulture® mit jeweiliger TLR-Liganden Stimulation ist; cave: negative Werte kommen nicht zur Abbildung, negative Mediane sind nicht abgebildet.

Eine beachtliche Δ MMP-9 Produktion ist im TruCulture® System nach Stimulation mit LPS und Flagellin in Abbildung 18 zu erkennen. Mediane der Kontrollgruppe liegen bei 89250pg/ml und 76250 pg/ml. Produktionsrückgänge von 45% und 34% mit Medianen von 48800 pg/ml und 50300 pg/ml sind in der Traumagruppe zu verzeichnen. Noch niedrigere Mediane mit Werten von 17900 pg/ml und 31700 pg/ml finden sich bei Sepsispatienten mit Produktivitätsabnahmen von 80% und 58%. Ein Zuwachs in der Δ MMP-9 Freisetzung gegenüber der Kontrollgruppe mit Medianen von 14600 pg/ml und 25800 pg/ml ist in beiden Gruppen nach 24h TruCulture® mit Pam3CSK4 und FSL-1 Stimulation zu erkennen. Bei Traumapatienten liegt dieser bei 220% und 73% bei erreichten Medianwerten von 46700 pg/ml und 44600 pg/ml. Sepsispatienten erreichen Medianwerte von 30000 pg/ml und 16700 pg/ml, welches einen Zuwachs von 105% und einer Abnahme von 35% bedeutet. Die Δ MMP-9 Freisetzung Gesunder nach 24h TruCulture® mit Poly (I:C) Stimulation liegt im Median bei 19275 pg/ml. Bei Sepsispatienten kommt sie zum Erliegen. Es zeigt sich sogar eine höhere Freisetzung von Δ MMP-9 als nach 24h TruCulture® ohne TLR-Ligand.

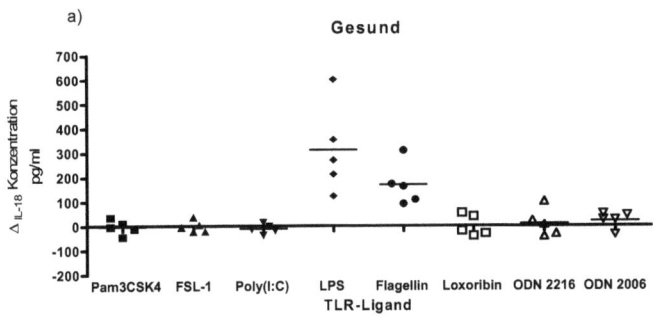

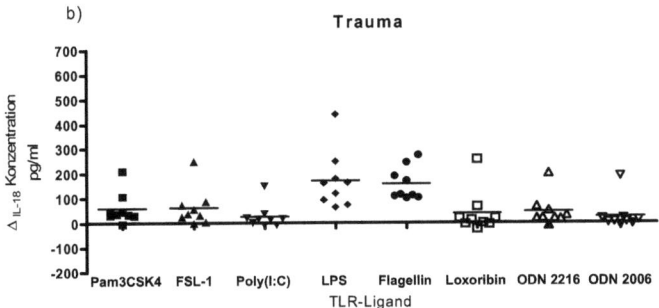

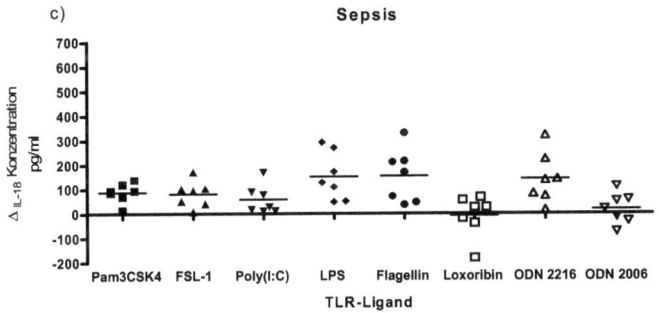

Abbildung 19 a) – c): drei Scatterdiagramme mit Einzelwerten von Interleukin Δ (IL)-18 nach 24h TruCulture® mit *Toll-like* Rezeptor (TLR)-Liganden von Gesunden, Trauma- und Sepsispatienten.; x-Achse: Δ IL-18: Differenz zwischen der IL-18 Konzentration eines Probanden nach 24h TruCulture® mit jeweiligem TLR-Ligand und der IL-18 Konzentration des gleichen Probanden nach 24h TruCulture® ohne TLR-Ligand in pg/ml; horizontale Balken: Medianwert aller IL-18 Einzelwerte einer Gruppe nach 24h TruCulture® mit dem jeweiligen TLR-Liganden; y-Achse: einzelne TLR-Liganden: Pam3CSK4: *Tripalmitoylated Bacterial Lipopeptide*, FSL-1: *Fibroblast-stimulating Lipopeptide* 1, Poly(I:C): *Polyinosinic-polycytidylic Acid*, LPS: Lipopolysaccharid, ODN: Oligodeoxynukleotid; cave: Negativwerte entstehen, wenn der Einzelwert eines Probanden nach 24h TruCulture® ohne TLR-Ligand größer als der Einzelwert des gleichen Probanden nach 24h TruCulture® mit jeweiliger TLR-Liganden Stimulation ist.

In Abbildung 19 ist die Zytokinkonzentration von Δ IL-18 im TruCulture® System nach Stimulation dargestellt. Makrophagen sind zu einem Großteil beteiligt an der Produktion von IL-18 und IL-12, welche eine bedeutende Rolle bei der zellvermittelten Immunantwort spielen. Beide induzieren eine IFN-γ Produktion und sind beteiligt an der Th1-CD4-Zelldifferentierung. Bei Gesunden kann einzig eine Stimulation mit LPS und Flagellin im TurCulture® System bedeutende Δ IL-18 Produktionen erzwingen. Medianwerte gesunder Probanden liegen bei 270,8 pg/ml und 164,0 pg/ml. Niedrigere Medianwerte erreichen Traumapatienten mit 161,2 pg/ml und 115,1 pg/ml und Sepsispatienten mit 127,0 pg/ml und 171,0 pg/ml. Das entspricht einem Verlust von 40% und 30% in der Traumagruppe und 53% nach 24h TruCulture® mit LPS Stimulation bei Sepsispatienten. Ein leichter Anstieg der Produktion von 4% ist in der Sepsisgruppe nach 24h TruCulture® mit Flagellin Stimulation zu verzeichnen. Bis auf einen Medianwert von 5,4 pg/ml nach 24h TruCulture® mit ODN2216 Stimulation und 27,1 pg/ml nach 24h TruCulture® mit ODN2006 Stimulation liegen die Δ IL-18 Medianwerte Gesunder nach Stimulation mit anderen TLR-Liganden im negativen Bereich. Das bedeutet, dass es hier nicht zu einer Stimulation sondern viel eher zu einer Inhibiton durch TLR-Liganden gekommen ist. Anders verhält es sich bei Trauma- und Sepsisprobanden. Eine Stimulation mit den gleichen TLR-Liganden führt zu positiven Medianwerten. Im Einzelnen sind diese bei 24h TruCulture® mit Pam3CSK4 und FSL-1 bei 36,10 pg/ml und 36,30 pg/ml bei Traumapatienten und 93,0 pg/ml und 93,0 pg/ml bei Sepsispatienten. Nach 24h TruCulture® mit Loxoribin und Poly (I:C) Stimulation liegen diese Werte bei 12,50 pg/ml und 16,00 pg/ml in der Traumagruppe und bei 25,60 pg/ml und 28,00 pg/ml in der Sepsisgruppe. Der Median nach 24h TruCulture® mit ODN2216 Stimulation hat einen Wert von 20,50 pg/ml in der Traumagruppe und 139,0 pg/ml in der Sepsisgruppe. Dies entspricht einem Zuwachs um 280% in der Traumagruppe und um 2474% in der Sepsisgruppe. Auch nach 24h TruCulture® mit ODN2006 Stimulation erreichen Septiker mit 19,60 pg/ml höhere Medianwerte als Traumapatienten mit 4,6 pg/ml. Insgesamt zeigen sich beide Gruppen reagibler und setzen nach 24h TruCulture® mit Pam3CSK4, FSL-1 und ODN2216 Stimulation mehr Δ IL-18 frei als die gesunde Kontrollgruppe, wobei die Produktion der Septiker über derer der Traumagruppe zu liegen kommt.

Bei Δ IL-12p40, Δ IL-12p70, Δ IFN-γ, Δ IL-4 und Δ IL-5 wird aufgrund fehlender Werte und geringer Reaktion auf Stimulation auf eine graphische Darstellung verzichtet. Eine gehobene Δ IL-12p40 Produktion konnte bei allen Gruppen nur nach 24h TruCulture® mit LPS und Flagellin Stimulation erreicht werden, alle anderen Stimulanzen ergaben Medianwerte unter 1 pg/ml außer nach 24h TruCulture® mit Pam3CSK4 Stimulation, wobei die Traumagruppe einen Δ IL-12p40 Medianwert von 1,55 pg/ml erreichte. Medianwerte nach 24h TruCulture® mit LPS und Flagellin Stimulation lagen bei Gesunden bei 20,20 pg/ml und 13,70 pg/ml, bei Traumapatienten bei 9,610 pg/ml und 8,750 pg/ml und bei Sepsispatienten bei 2,760 pg/ml und 1,8 pg/ml.

Poly (I:C) zeigte sich im TruCulture® System als eine bedeutende Stimulanz für eine Δ IL-12p70 Produktion mit auffällig hohem Medianwert von 2930 pg/ml bei Gesunden und mit weit niedrigerem Median von 381,7 bei Traumapatienten, welches einem Kapazitätsverlust von 87% bedeutet. Einen äußerst niedrigen Wert mit 12,80 pg/ml wiesen Sepsispa-tienten auf. Hier sind liegen die Verluste in der Produktivität bei nahezu 100%. Medianwerte nach 24h TruCulture® mit LPS und Flagellin Stimulation lagen bei 402,2 pg/ml und 53,00 pg/ml bei Gesunden und bei 57,70 pg/ml und 25,25 pg/ml bei Traumaprobanden. Weit niedriger lagen Septiker mit Werten von 12,95 pg/ml und 21,40 pg/ml. LPS zeigt sich im TruCulture® System neben Poly (I:C) als zweite bedeutende Stimulanz mit Reagibilitätsverlusten von 86% unter den Traumaprobanden und 97% unter den Sepsisprobanden.

IFN-γ wird besonders von CD4 und CD8-T-Zellen produziert [50]. Poly (I:C), LPS und Flagellin und zeigten sich im TruCulture® System als stärkste Stimulanzien für eine Δ IFN-γ Produktion. Im Einzelnen lagen die Medianwerte in der Kontrollgruppe bei 554 pg/ml, 2346 pg/ml und 476,2 pg/ml, in der Traumagruppe bei 25,6 pg/ml, 15,6 pg/ml und 12,78 pg/ml und in der Sepsisgruppe bei 2,72 pg/ml, 15,35 pg/ml und 9,23 pg/ml. Zu berücksichtigen ist, dass die Medianwerte der Traumagruppe im Falle von Poly (I:C) nur mit 7 Probanden, bei LPS ebenfalls nur mit 7 Probanden und bei Flagellin mit nur 8 von 9 Probanden errechnet wurden. Grund hierfür ist, dass sich einige Werte unterhalb des detektierbaren Levels befanden. Äquivalent verhält es sich bei der Sepsisgruppe. Hier wurde 1 Wert für die Ermittlung des Medians nach Poly (I:C) Stimulation verwendet, für den Median nach LPS Stimulation 5 Probanden und für den Median nach Flagellin Stimulation 5 Probanden von insgesamt 7 Probanden. Dadurch sind die Medianwertwerte falsch hoch. Festzuhalten ist, dass die Fähigkeit Δ IFN-γ nach 24h TruCulture® mit den bedeutenden Stimuli LPS, Poly (I:C) und Flagellin freizusetzen nahezu zum Erliegen kommt.

IL-4, IL-5, IL-10 und IL-13 werden abgesehen von IL-10, das zu großen Mengen auch von Makrophagen hergestellt wird, insbesondere von T-Zellen produziert. Diese Zytokine sind beteiligt an der Th2-T-Zelldifferenzierung und somit an einer humoralen Immunantwort. Δ IL-4, Δ IL-5 und Δ IL-13 zeigten nach 24h TruCulture® mit Stimulation mit verschiedenen TLR-Liganden keine ausserordentlichen Anstiege. In den Proben der Traumapatienten wurden nach 24h TruCulture® mit Pam3CSK4, FSL-1, LPS und Flagellin Stimulation höhere Konzentrationen an Δ IL-4 gemessen als in der Kontrollgruppe. Sepsispatienten hingegen zeigten ähnliche Δ IL-4 Werte nach 24h TruCulture® mit Stimulation, teils sogar niedrigere. Im einzelnen lagen die Medianwerte Gesunder nach 24h TruCulture® mit TLR-Liganden A-H Stimulation von links nach rechts gesehen bei 14,91 pg/ml, 19,01 pg/ml, 16,80 pg/ml, 29,41 pg/ml, 23,90 pg/ml, 14,40 pg/ml, 9,510 pg/ml und 5,500 pg/ml. Höhere Medianwerte wiesen Traumapatienten auf mit Werten von 41,80 pg/ml, 42,20 pg/ml,

9,400 pg/ml, 37,60 pg/ml, 30,00 pg/ml, 3,800 pg/ml, 7,300 pg/ml und 4,200 pg/ml. Die niedrigsten Medianwerte für Δ IL-4 fanden sich bei Sepsispatienten mit Werten von 13,50 pg/ml, 16,40 pg/ml, 6,150 pg/ml, 20,60 pg/ml, 22,10 pg/ml, 7,000 pg/ml, 17,75 pg/ml und 5,500 pg/ml. In der Sepsisgruppe wurde ein Einzelwert nach 24h TruCulture® mit ODN2216 und zwei Einzelwerte nach 24h TruCulture® mit ODN2006 Stimulation im Median nicht berücksichtigt, da sie sich unterhalb des detektierbaren Bereichs befanden. Die hier angegebenen Mediane sind damit falsch hoch und dienen lediglich der Orientierung. Nennenswert ist hier die gesteigerte Produktivität der Traumapatienten nach 24h TruCulture® mit Pam3CSK4 und FSL-1 Stimulation mit einem Zuwachs von 180% und 122%.

Δ IL-5 reagierte im TruCulture® System wenig auf Stimulation. Höchste Medianwerte zeigten Gesunde nach 24h TruCulture® mit Flagellin und Loxoribin Stimulation mit 16,30 pg/ml und 11,77 pg/ml. Nach 24h TruCulture® mit ODN Stimulation lagen die Einzelwerte Gesunder unter dem detektierbaren Bereich. Andere TLR-Liganden erreichten Δ IL-5 Medianwerte unter 10 pg/ml und sollen nicht im Einzelnen aufgeführt werden. Trauma- und Sepsispatienten zeigten durchgehend niedrigere Einzelwerte, wobei hier auf die Nennung der Medianwerte verzichtet wird, da sich viele Einzelwerte unterhalb des detektierbaren Niveaus befanden.

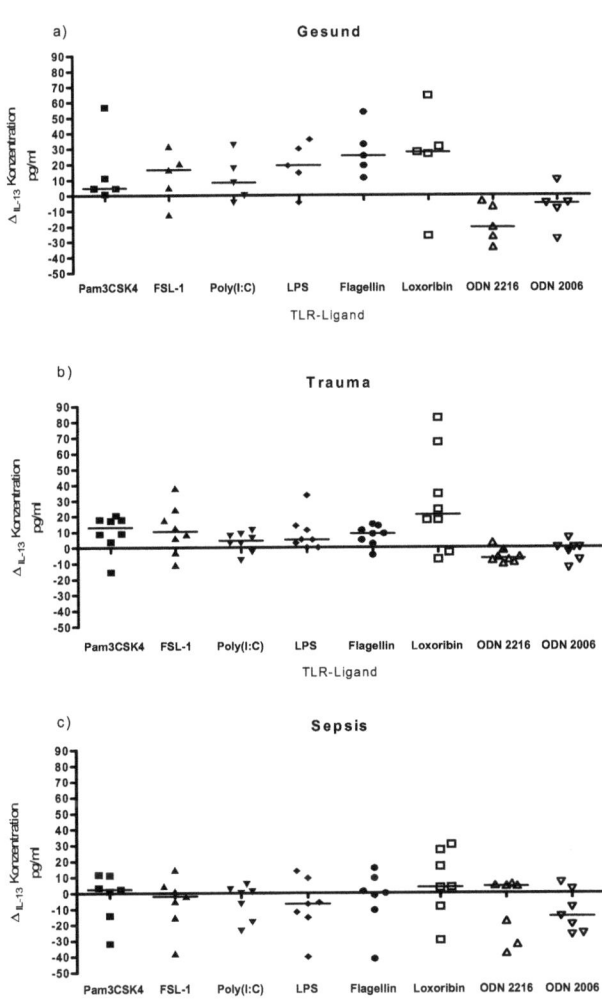

Abbildung 20 a) – c): drei Scatterdiagramme mit Einzelwerten von Interleukin Δ (IL)-13 nach 24h TruCulture® mit *Toll-like* Rezeptor (TLR)-Liganden von Gesunden, Trauma- und Sepsispatienten; x-Achse: Δ IL-13: Differenz zwischen der IL-13 Konzentration eines Probanden nach 24h TruCulture® mit jeweiligem TLR-Ligand und der IL-13 Konzentration des gleichen Probanden nach 24h TruCulture® ohne TLR-Ligand in pg/ml; horizontale Balken: Medianwert aller IL-13 Einzelwerte einer Gruppe nach 24h TruCulture® mit dem jeweiligen TLR-Liganden ist; y-Achse: einzelne TLR-Liganden: Pam3CSK4: *Tripalmitoylated Bacterial Lipopeptide*, FSL-1: *Fibroblast-stimulating Lipopeptide 1*, Poly(I:C): *Polyinosinic-polycytidylic Acid*, LPS: Lipopolysaccharid, ODN: Oligodeoxynukleotid; cave: in der Traumagruppe liegen Einzelwerte eines Probanden unter Stimulation mit Pam3CSK4 – ODN2006 unterhalb des detektierbaren Bereichs und sind hier nicht berücksichtigt; cave: Negativwerte entstehen, wenn der Einzelwert eines Probanden nach 24h TruCulture® ohne TLR-Ligand größer als der Einzelwert des gleichen Probanden nach 24h TruCulture® mit jeweiliger TLR-Liganden Stimulation ist.

In Abbildung 20 fallen insbesondere die niedrig bis negativen Δ IL-13 Einzelwerte nach 24h TruCulture® mit allen TLR-Stimulationen der Sepsispatienten auf. Die Δ IL-13 Medianwerte nach 24h TruCulture® mit ODN liegen auch bei Gesunden im negativen Bereich, das bedeutet, dass nach Stimulation mit diesen Liganden eine niedrigere Δ IL-13 Konzentration gemessen wird als ohne. Höchster Medianwert wird bei den Gesunden nach 24h TruCulture® mit Loxoribin gemessen mit 27,70 pg/ml. Traumapatienten erreichen nach 24h TruCulture® mit Loxoribin noch einen Medianwert von 21,00 pg/ml. Bei ihnen liegt nach 24h TruCulture® mit Pam3CSK4 der Medianwert mit 13,10 pg/ml höher als bei der Kontrollgruppe mit 4,800 pg/ml. Bei Sepsispatienten liegen alle Medianwerte unter 5 pg/ml.

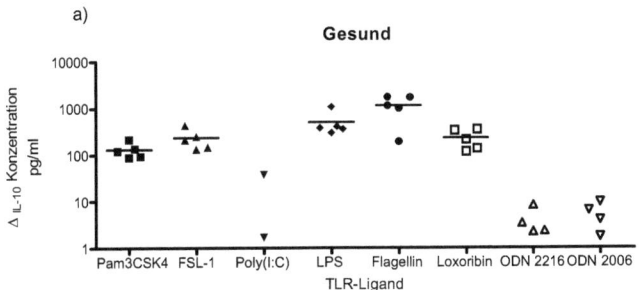
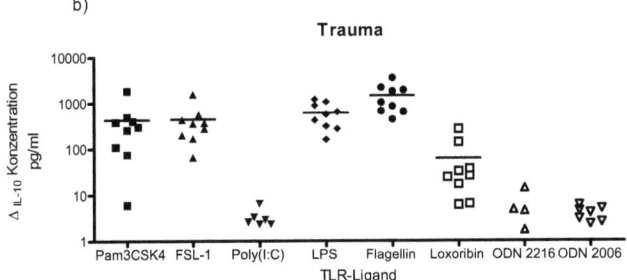
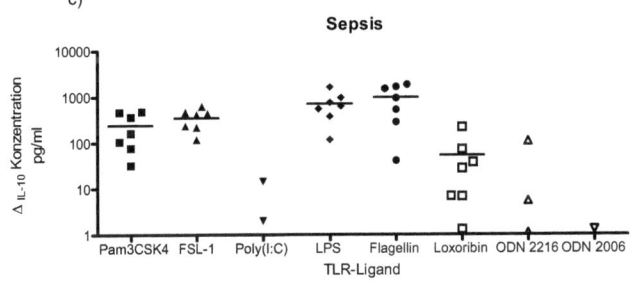

Abbildung 21 a) – c): drei Scatterdiagramme mit Einzelwerten von Interleukin Δ (IL)-10 nach 24h TruCulture® mit *Toll-like* Rezeptor (TLR)-Liganden von Gesunden, Trauma- und Sepsispatienten in logarithmischer Skala; x-Achse: Δ IL-10: Differenz zwischen der IL-10 Konzentration eines Probanden nach 24h TruCulture® mit jeweiligem TLR-Ligand und der IL-10 Konzentration des gleichen Probanden nach 24h TruCulture® ohne TLR-Ligand in pg/ml; horizontale Balken: Medianwert aller IL-10 Einzelwerte einer Gruppe nach 24h TruCulture® mit dem jeweiligen TLR-Liganden; y-Achse: einzelne TLR-Liganden: Pam3CSK4: *Tripalmitoylated Bacterial Lipopeptide*, FSL-1: *Fibroblaststimulating Lipopeptide* 1, Poly(I:C): *Polyinosinic-polycytidylic Acid*, LPS: Lipopolysaccharid, ODN: Oligodeoxynukleotid; cave: ein Einzelwert in der Kontrollgruppe nach 24h Truculture® mit Poly (I:C) Stimulation ist unterhalb des detektierbaren Bereichs uns nicht abgebildet; cave: Negativwerte entstehen, wenn der Einzelwert eines Probanden nach 24h TruCulture® ohne TLR-Ligand größer als der Einzelwert des gleichen Probanden mit jeweiliger TLR-Liganden Stimulation ist; negative Mediane sind nicht abgebildet.

In Abbildung 21 erkennt man, dass Δ IL-10 im TruCulture® System vor allem nach Stimulation mit Pam3CSK4, FSL-1, LPS, Flagellin und Loxoribin freigesetzt wird. Medianwerte Gesunder liegen hier bei 121,9 pg/ml, 211,4 pg/ml, 379,3 pg/ml, 1148 pg/ml und 212,4 pg/ml. Traumapatienten übertreffen diese Werte nach 24h TruCulture® mit Pam3CSK4 und FSL-1 mit Medianwerten von 304,2 pg/ml und 362,8 pg/ml, ebenso wie die Mediane der Sepsispatienten mit 163,7 pg/ml und 407,8 pg/ml. Dies entspricht einem Zuwachs in der Produktivität von 150% und 72% unter den Probanden mit Trauma und 34% und 93% in der Sepsisgruppe. Nach 24h TruCulture® mit LPS und Fagellin erreichen diese Gruppen ähnliche Medianwerte wie die Kontrollgruppe mit 566,8 pg/ml und 1039 pg/ml bei Trauma und 630,0 p g/ml und 942,2 pg/ml bei Sepsis mit erhöhten Werten nach 24h TruCulture® mit LPS und erniedrigten mit Flagellin. Die erhöhte Reagibilität nach 24h TruCulture® mit LPS Δ IL-10 freizusetzen liegt bei 49% in der Trauma- und sogar bei 66% in der Sepsisgruppe. Verluste nach 24h TruCulture® mit Flagellin sind minimal und liegen bei 9% und 18%. Auch hier zeigen Sepsispatienten höhere Verluste. Deutlich niedriger stellen sich die Medianwerte nach 24h TruCulture® mit Loxoribin dar mit 25,80 pg/ml bei Trauma und 28,08 pg/ml bei Sepsis. Die Verluste Δ IL-10 nach 24h TruCulture® mit Loxoribin Stimulation freizusetzen sind beachtlich und liegen hier bei 88% in der Traumagruppe und 87% in der Sepsisgruppe.

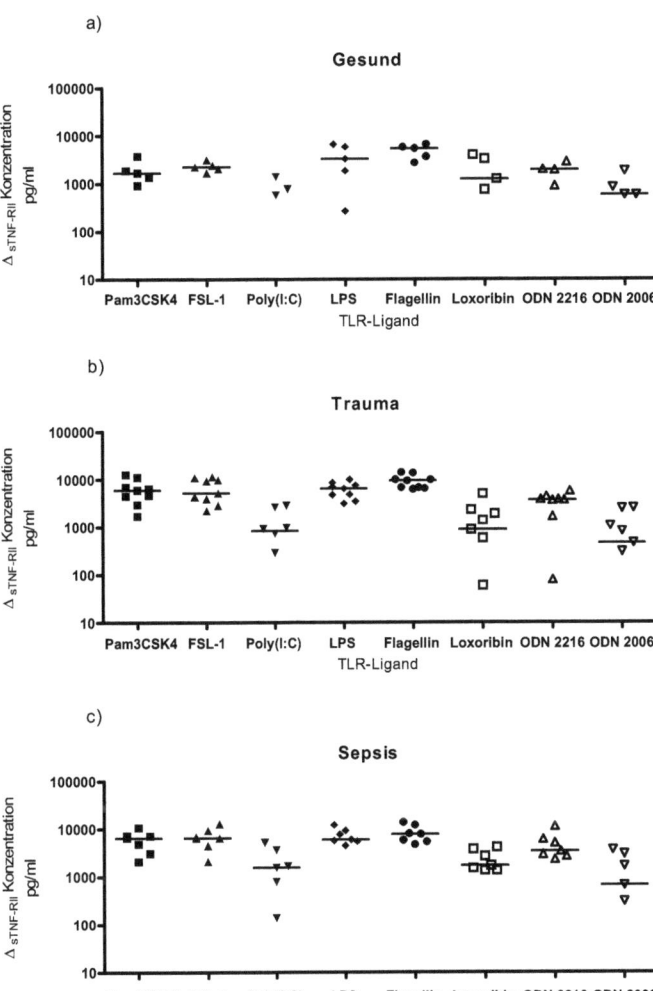

Abbildung 22 a) – c): drei Scatterdiagramme mit Einzelwerten von löslichem Tumornekrosefaktor Rezeptor Δ (sTNF-R)II nach 24h TruCulture® mit *Toll-like* Rezeptor (TLR)-Liganden von Gesunden, Trauma- und Sepsispatienten; x-Achse: Δ sTNF-RII: Differenz zwischen der sTNF-RII Konzentration eines Probanden nach 24h TruCulture® mit jeweiligem TLR-Ligand und der sTNF-RII Konzentration des gleichen Probanden nach 24h TruCulture® ohne TLR-Ligand in pg/ml; horizontale Balken: Medianwert aller sTFN-RII Einzelwerte einer Gruppe nach 24h TruCulture® mit dem jeweiligen TLR-Liganden; y-Achse: einzelne TLR-Liganden: Pam3CSK4: *Tripalmitoylated Bacterial Lipopeptide*, FSL-1: *Fibroblast-stimulating Lipopeptide* 1, Poly(I:C): *Polyinosinic-polycytidylic Acid*, LPS: Lipopolysaccharid, ODN: Oligodeoxynukleotid; cave: in der Traumagruppe ist ein Einzelwert nach 24h TruCulture® mit Poly (I:C) unterhalb des detektierbaren Niveaus und nicht berücksichtigt; cave: Negativwerte entstehen, wenn der Einzelwert eines Probanden nach 24h TruCulture® ohne TLR-Ligand größer als der Einzelwert des gleichen Probanden nach 24h TruCulture® mit jeweiliger TLR-Liganden Stimulation ist; negative Mediane sind nicht abgebildet.

Zuletzt soll ein Blick auf sTNF-RII und IL-1RA geworfen werden. Dies sind zwei antiinflammatorisch wirksame Biomarker. Die Δ sTNF-RII Freisetzung, siehe Abbildung 22, Gesunder erreicht nach 24h TruCulture® mit LPS und Flagellin Stimulation Mediane von 3320 pg/ml und 5479 pg/ml. Traumapatienten weisen mit Medianen von 6520 pg/ml und 9520 pg/ml höhere Werte auf. Etwas niedriger zeigt sich die Δ sTNF-RII Produktion von Sepsispatienten mit 6000 pg/ml und 7790 pg/ml. Während gesunde Probanden nach 24h TruCulture® mit Pam3CSK4 und FSL-1 im Median lediglich 1680 pg/ml und 2250 pg/ml freisetzen, erreichen Traumapatienten Medianwerte von 6070 pg/ml und 5220 pg/ml. Ähnlich hoch zeigen sich die Mediane der Sepsispatienten mit 6500 pg/ml und 6470 pg/ml. Die Mediane nach 24h TruCulture® mit ODN2216 und ODN2006 unterscheiden sich in allen Gruppen deutlich. Bei Gesunden liegen die Mediane bei 1950 pg/ml und 590,0 pg/ml. Entsprechende Werte der Trauma- und Sepsisgruppe sind 3770 pg/ml, 470,0 pg/ml und 3450 pg/ml, 670,0 pg/ml. Den niedrigsten Median weisen Gesunde nach 24h TruCulture® mit Poly (I:C) auf: 579,0 pg/ml. Traumapatienten und Sepsispatienten erreichen Mediane von 835,0 pg/ml und 1560 pg/l. Nach 24h TruCulture® mit Loxoribin setzen Gesunde im Median 1270 pg/ml, Traumapatienten 890,0 pg/ml und Sepsispatienten 1720 pg/ml frei.

a)

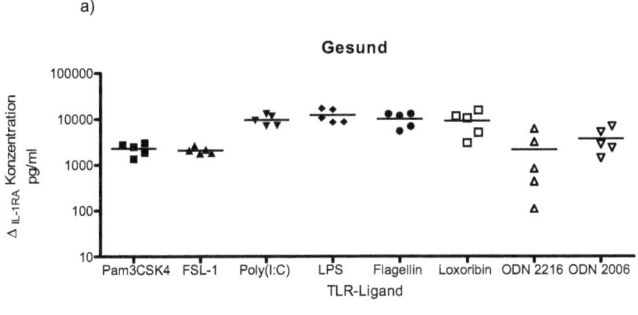

b)

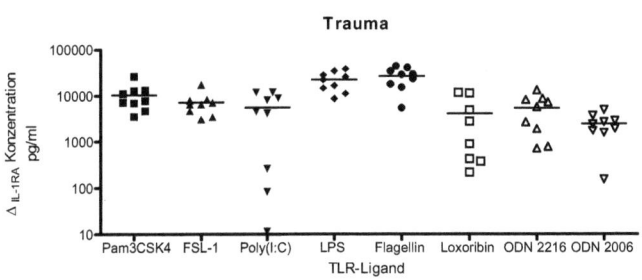

c)

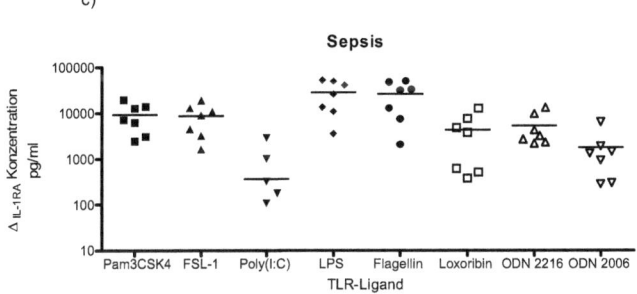

Abbildung 23 a) – c): drei Scatterdiagramme mit Einzelwerten von Interleukin 1 Rezeptorantagonist Δ (IL-1RA) nach 24h TruCulture® mit *Toll-like* Rezeptor (TLR)-Liganden von Gesunden, Trauma- und Sepsispatienten; x-Achse: Δ IL-1RA: Differenz zwischen der IL-1RA Konzentration eines Probanden nach 24h TruCulture® mit jeweiligem TLR-Ligand und der IL-1RA Konzentration des gleichen Probanden nach 24h TruCulture® ohne TLR-Ligand in pg/ml; horizontale Balken: Medianwert aller IL-1RA Einzelwerte einer Gruppe nach 24h TruCulture® mit dem jeweiligen TLR-Liganden; y-Achse: einzelne TLR-Liganden: Pam3CSK4: *Tripalmitoylated Bacterial Lipopeptide*, FSL-1: *Fibroblast-stimulating Lipopeptide* 1, Poly(I:C): *Polyinosinic-polycytidylic Acid*, LPS: Lipopolysaccharid, ODN: Oligodeoxynukleotid; cave: in der Traumagruppe liegt ein Einzelwert nach 24h TruCulture® mit Loxoribin unterhalb des detektierbaren Bereichs und ist nicht berücksichtigt;; cave: Negativwerte entstehen, wenn der Einzelwert eines Probanden nach 24h TruCulture® ohne TLR-Ligand größer als der Einzelwert des gleichen Probanden nach 24h TruCulture® mit jeweiliger TLR-Liganden Stimulation ist; negative Mediane sind nicht abgebildet.

In Abbildung 23 sind die im TurCulture® System freigesetzten Mengen von Δ IL-1RA aufgeführt. Höchstwerte von Δ IL-1RA werden in der Kontrollgruppe nach 24h TruCulture® mit Poly (I:C), LPS, Flagellin und Loxoribin mit Werten von im Median 9361 pg/ml, 10561 pg/ml, 11961 pg/ml und 10590 pg/ml erreicht. Trauma- und Sepsispatienten zeigen nach 24h TruCulture® mit LPS und Flagellin mit Medianwerten von 22480 pg/ml, 29382 pg/ml und 25898 pg/ml, 31398 pg/ml höhere Werte als die Kontrollgruppe. Dies entspricht einem Zuwachs an Produktivität von 113% und 146% in der Traumagruppe und 145% und 163% in der Sepsisgruppe. Verluste von 82% mit 1871 pg/ml sind in der Traumagruppe und 64% mit 3771 pg/ml sind in der Sepsisgruppe zu verzeichnen. Starken Abfall zeigen Δ IL-1RA Werte nach 24h TruCulture® mit Poly (I:C) bei Sepsispatienten mit im Median Werten von 182,9 pg/ml. Der Median der Traumapatienten kommt bei 4681 pg/ml zu liegen. Hier zeigen sich Reagibilitätsverluste von 98% in der Sepsisgruppe und 50% in der Traumagruppe. Höhere Medianwerte erreichen diese Gruppen auch nach 24h TruCulture® mit Pam3CSK4, FSL-1 und ODN2216 mit Werten von 7904 pg/ml, 6621 pg/ml und 5760 pg/ml in der Traumagruppe und 7148 pg/ml, 8988 pg/ml und 3181pg/ml in der Sepsisgruppe. Mediane Gesunder liegen bei 2485 pg/ml, 2090 pg/ml und 834,0 pg/ml. Es handelt sich hierbei um einen Zuwachs von 218% und 188% nach 24h TruCulture® mit Pam3CSK4, 217% und 330% nach 24h TruCulture® mit FSL-1 und 591% und 281% nach 24h TruCulture® mit ODN2216 Stimulation.

3.2.1 Übersicht über die Stimulierbarkeit der Zellen von Trauma- und Sepsispatienten

Tabelle 8 soll einen Überblick geben über die Stimulierbarkeit des Plasmas von Trauma- und Sepsispatienten gegenüber der gesunden Kontrollgruppe.

Tabelle 9: Die folgende Tabelle ist mit den Medianwerten aus Kapitel 3.2 der einzelnen Gruppen erstellt, wobei der Medianwert gesunder Probanden für den jeweiligen Biomarker von dem Medianwert der Trauma- bzw. Sepsisgruppe abgenommen wurde, d.h. es handelt sich hier um Differenzen; blaue Farbe: Biomarkerfreisetzung liegt unter derer gesunder Probanden, wobei die Intensität der Farbe die Entfernung widerspiegelt; rote Farbe: Biomarkerfreisetzung liegt über derer gesunder Probanden, wobei auch hier die Intesität der Farbe ein Ausmaß für den Unterschied ist.

negative Differenzen: Wert unterhalb Gesunder		positive Differenzen: Wert oberhalb Gesunder	
--	$0\text{-}10\ pg/ml$	++	$0\text{-}10\ pg/ml$
--	$10\text{-}10^2\ pg/ml$	++	$10\text{-}10^2\ pg/ml$
--	$10^2\text{-}10^3\ pg/ml$	++	$10^2\text{-}10^3\ pg/ml$
--	$10^3\text{-}10^4\ pg/ml$	++	$10^3\text{-}10^4\ pg/ml$
--	$10^4\text{-}10^5\ pg/ml$	++	$10^4\text{-}10^5\ pg/ml$

TLR-l: *Toll-like* Rezeptorligand; Δ : Differenz zwischen der Biomarkerkonzentration eines Probanden nach 24h TruCulture® mit jeweiligem TLR-Ligand und der Biomarkerkonzentration des gleichen Probanden nach 24h TruCulture® ohne TLR-Ligand in pg/ml; IL: Interleukin; TNF: Tumornekrosefaktor; sTNF-RII: löslicher TNF-Rezeptor II; IL-1RA: Inerleukin 1 Rezeptorantagonist; Pam3CSK4: *Tripalmitoylated Bacterial Lipopeptide*; FSL-1: *Fibroblast-stimulating Lipopeptide* 1; Poly(I:C): *Polyinosinic-polycytidylic Acid*; LPS: Lipopolysaccharid ODN: Oligodeoxynukleotid.

TLR-L	Probanden	Pam3CSK4	FSL-1	Poly	LPS	Flagellin	Loxoribin	ODN2216	ODN2006
Δ IL-1ß	Trauma	++	++	--	--	--	--	--	--
	Sepsis	++	++	--	--	--	--	--	--
Δ IL-6	Trauma	++	++	--	--	++	--	--	--
	Sepsis	++	++	--	--	--	--	--	--
Δ TNF-α	Trauma	++	++	--	--	--	--	++	--
	Sepsis	++	++	--	--	--	--	++	--
Δ IL-16	Trauma	++	++	--	--	--	--	++	--
	Sepsis	++	++	--	--	--	--	++	--
Δ IL-18	Trauma	++	++	--	--	--	--	++	--
	Sepsis	++	++	--	--	--	--	++	--
Δ sTNF-RII	Trauma	++	++	--	--	--	--	++	--
	Sepsis	++	++	--	--	--	--	++	--
Δ IL-1RA	Trauma	++	++	--	--	--	--	++	--
	Sepsis	++	++	--	--	--	--	++	--
Δ IL-4	Trauma	++	++	--	--	--	--	++	--
	Sepsis	++	++	--	--	--	--	++	--
Δ IL-5	Trauma	++	++	--	--	--	--	++	--
	Sepsis	++	++	--	--	--	--	++	--
Δ IL-10	Trauma	++	++	--	--	--	--	++	--
	Sepsis	++	++	--	--	--	--	++	--
Δ IL-13	Trauma	++	++	--	--	--	--	++	--
	Sepsis	++	++	--	--	--	--	++	--

In der obigen Tabelle wird deutlich, dass Pam3CSK4 und FSL-1 Stimulation insbesondere bei Traumapatienten aber auch Sepsispatienten eine höhere Freisetzung an pro-inflammatorischen Zytokinen (Δ IL-1ß, Δ IL-6 und Δ TNF-α) bewirkt als bei der gesunden Kontrollgruppe. Diese beiden Gruppen setzen unter Pam3CSK4 und FSL-1 Stimulation zwischen 10^3 und 10^4 pg/ml mehr Δ IL-6 frei als die Kontrollgruppe. Die Δ IL-6 Freisetzungen der Sepisgruppe nach 24h TruCulture® mit FSL-1 Stimulation zeigte sich signifikant höher als die der Kontrollgruppe (p-Wert = 0,0480). Tiefblau erscheinen Δ IL-1ß, Δ IL-6 und Δ TNF-α Differenzen mit LPS Stimulation, das bedeutet, dass die Freisetzungen der Trauma- und Sepsispatienten 10^4 bis 10^5 pg/ml unterhalb derer der gesunden Kontrollgruppe zu liegen kommen. Die ex vivo Freisetzung von Δ IL-1ß (p-Wert Trauma = 0,0112; p-Wert Sepsis = 0,0061), Δ IL-6 (p-Wert Trauma = 0,0420; p-Wert Sepsis = 0,0480)und Δ TNF-α (p-Wert Trauma = 0,0120; p-Wert Sepsis = 0,0025) ist bei Trauma- und Sepsispatienten auf Stimulation mit LPS hin signifikant niedriger als die der Kontrollgruppe. Verminderte Freisetzungsraten zeigen sich desweiteren nach 24h TruCulture® mit Poly (I:C), Flagellin und Loxoribin Stimulation. Nach 24h TruCulture® mit TLR9 Stimulation zeigen sich geringe Unterschiede in der Zytokinfreisetzung in den einzelnen Gruppen.

Δ IL-16 und Δ IL-18 sind Precursormoleküle, die nach 24h TruCulture® mit Pam3CSK4 und FSL-1 Stimulation ebenfalls leichte Überproduktionen zeigen. Erhöhte Zytokinfreisetzungen zeigen sich auch mit Loxoribin und ODN2216 Stimulation in beiden Gruppen, daneben sind auch Flagellin und Poly (I:C) teilweise betroffen. Verminderte Produktionen erkennt man mit LPS und ODN2006 Stimulation.

Δ sTNF-RII und Δ IL-1RA werden nach 24h TruCulture® mit Pam3CSK4, FSL-1, LPS, Flagellin und ODN2216 Stimulation bei Trauma- und Sepsispatienten deutlich mehr freigesetzt als bei Gesunden. Signifikant höhere Konzentrationen an Δ sTNF-RII lassen sich in der Trauma- (p-Wert = 0,0070) und Sepsispgruppe (p-Wert = 0,0101) nach 24h TruCulture® mit Pam3CSK gegenüber der Kontrollgruppe erkennen. Ähnlich sieht es auch nach FSL-1 Stimulation aus mit signifikant höheren Δ sTNF-RII Konzentrationen in der Trauma- (p-Wert = 0,0120) und Sepsisgruppe (p-Wert = 0,0177). Die vermehrte Δ sTNF-RII Freisetzung bei Sepsispatienten nach 24h TruCulture® mit ODN2216 gegenüber der Kontrollgruppe zeigt sich signifikant (p-Wert = 0,0101). Nach 24h TruCulture® mit Pam3CSK4 kann eine signifikant höhere Δ IL-1RA Konzentration in der Trauma- (p-Wert = 0,0010) und Sepsisgruppe (p-Wert = 0,0177) gegenüber der gesunden Kontrollgruppe festgestellt werden. Signifikant höhere Δ IL-1RA Konzentrationen finden sich bei Trauma- (p-Wert = 0,0010) und Sepsispatienten (p-Wert = 0,0480) auch nach 24h TruCulture® mit FSL-1 Stimulation. Erhöhte Stimulierbarkeit sieht man auch mit Poly (I:C) Stimulation insbesondere für eine Δ

sTNF-RII Freisetzung, wobei für Δ IL-1RA eine geringere Freisetzungsrate zu erkennen ist. Verminderte Freisetzungen im Vergleich zur Kontrollgruppe sieht man nach 24h TruCulture® mit Loxoribin und ODN2006.

In Zusammenschau mit den Ergebnissen aus Kapitel 3.2 erkennt man, dass minimale Abweichungen zwischen Kontrollgruppe und Trauma- bzw. Sepsisgruppe einhergehen mit einer insgesamt niedrigen Δ IL-4, Δ IL-5, Δ IL-13-Freisetzung auf diese Stimuli sowohl bei gesunden als auch kranken Probanden. Erhöhte Δ IL-10 Freisetzung nach 24h TruCulture® mit Pam3CSK4, FSL-1 und LPS bei Trauma- bzw. Sepsispatienten wie sie in 3.2 Abbildung 21 zu erkennen sind, zeigen hier ebenfalls erwähnenswerte positive Differenzen. Nach 24h TruCulture® mit Flagellin und Loxoribin ist die Freisetzung in beiden Gruppen erniedrigt, welches sich in der negativen Differenz niederschlägt. Andere TLR-Liganden wie Poly (I:C) und ODNs weisen keine Differenzen mit Gesunden auf und sind wie in Kapitel 3.2 erwähnt keine Stimuli für eine Δ IL-10-Freisetzung

Tabelle 10: Die folgende Tabelle ist mit den Medianwerten der einzelnen Gruppen erstellt, wobei der Medianwert gesunder Probanden für den jeweiligen Biomarker von dem Medianwert der Trauma- bzw. Sepsisgruppe abgenommen wurde, d.h. es handelt sich hier um Differenzen; blaue Farbe: Biomarkerfreisetzung liegt unter derer gesunder Probanden, wobei die Intensität der Farbe die Entfernung wiederspiegelt; rote Farbe: Biomarkerfreisetzung liegt über derer gesunder Probanden, wobei auch hier die Intesität der Farbe ein Ausmaß für den Unterschied ist.

negative Differenzen: Wert unterhalb Gesunder		positive Differenzen: Wert oberhalb Gesunder	
--	$0-10$ pg/ml	++	$0-10$ pg/ml
--	$10-10^2$ pg/ml	++	$10-10^2$ pg/ml
--	10^2-10^3 pg/ml	++	10^2-10^3 pg/ml
--	10^3-10^4 pg/ml	++	10^3-10^4 pg/ml
--	10^4-10^5 pg/ml	++	10^4-10^5 pg/ml

TLR-L: *Toll-like* Rezeptorligand;Δ : Differenz zwischen der Biomarkerkonzentration eines Probanden nach 24h TruCulture® mit jeweiligem TLR-Ligand und der Biomarkerkonzentration des gleichen Probanden nach 24h TruCulture® ohne TLR-Ligand in pg/ml; IL: Interleukin; MIP-1α: *Macrophage-inflammatory Protein 1 Alpha*; MCP-1: *Monocyte Chemoattractant Protein 1*; MMP: Metalloproteinase; IFN-γ: Interferon gamma; Pam3CSK4: *Tripalmitoylated Bacterial Lipopeptide*; FSL-1: *Fibroblast-stimulating Lipopeptide 1*; Poly(I:C): *Polyinosinic-polycytidylic Acid*; LPS: Lipopolysaccharid ODN: Oligodeoxynukleotid.

TLR-L	Probanden	Pam3CSK4	FSL-1	Poly	LPS	Flagellin	Loxoribin	ODN2216	ODN2006
Δ MIP-1α	Trauma	++	++	--	--	--	--	++	--
	Sepsis	++	++	--	--	--	--	++	--
Δ MCP-1	Trauma	++	++	--	++	++	--	++	--
	Sepsis	++	++	--	--	--	--	++	--
Δ Eotaxin	Trauma	--	++	++	++	--	--	++	++
	Sepsis	++	++	++	--	--	--	++	++
Δ IL-8	Trauma	++	++	++	++	++	++	++	--
	Sepsis	++	++	++	++	++	++	++	--
Δ MMP-3	Trauma	++	++	++	++	++	++	++	++
	Sepsis	++	++	++	++	++	++	++	++
Δ MMP-9	Trauma	++	++	++	++	++	++	++	--
	Sepsis	++	++	++	++	++	++	++	--
Δ IFN-γ	Trauma	++	++	++	++	++	++	++	--
	Sepsis	++	++	++	++	++	++	++	--
Δ IL-12p40	Trauma	++	++	++	++	++	++	++	--
	Sepsis	++	++	++	++	++	++	++	--
Δ IL-12p70	Trauma	++	++	++	++	++	++	++	--
	Sepsis	++	++	++	++	++	++	++	--

Tabelle 9 zeigt, dass eine Freisetzung von Δ MIP-1α und Δ MCP-1 im TruCulture® System im Gegensatz zur Δ Eotaxinfreisetzung durch nahezu alle Stimuli annimiert wird. Trauma- und Sepsispatienten sind in der Lage sehr viel mehr Δ MIP-1α und Δ MCP-1 auf Stimulation mit Pam3CSK4, FSL-1 und ODN2216 im TruCulture® System freizusetzen. Sepsispatienten setzten signifikant weniger Δ MIP-1α nach 24h TruCulture® mit LPS Stimulation frei als die Kontrollgruppe (p-Wert Sepsis = 0,0303). Auffällig ist auch eine Mehrfachproduktion nach 24h TruCulure® mit

LPS und Flagellin bei Traumapatienten. Nach 24h TruCulture® mit Poly (I:C), LPS, Flagellin, Loxoribin zeigen sich deutliche Minderproduktionen dieser Biomarker in beiden Gruppen, wobei diese bei Sepsispatienten meist ausgeprägter war. Kaum Unterschiede zeigen sich in der Freisetzung von Eotaxin. Nach 24h TruCulture® mit ODN2216 zeigt sich jedoch auch hier eine Mehrfachproduktion von Δ MIP-1α und Δ MCP-1.

Höhere Δ IL-8 Produktionen zeigen sich im TruCulture® System vor allem bei der Stimulation mit Pam3CSK4, FSL-1, LPS, Flagellin und ODN2216. Trauma- (p-Wert = 0,0190) und Sepsispatienten (p-Wert = 0,0101) setzen signifikant mehr Δ IL-8 frei nach 24h TruCulture® mit Pam3CSK4 als gesunde Probanden. Signifikante Unterschiede in den Δ IL-8 Freisetzungen zeigen sich auch nach 24h TruCulture® mit FSL-1 zwischen der Trauma- und der gesunden Kontrollgruppe (p-Wert = 0,0190). Traumapatienten Am höchsten sind die Werte mit LPS und Flagellin. Auch hier zeigt sich Poly (I:C) als wenig stimulierend bei Trauma- und Sepsis mit niedrig positiven Differenzen. Bei ODN2006 zeigt sich eine Unterproduktion von IL-8 im Vergleich zu Gesunden.

Pam3CSK4 und FSL-1 führen bei Trauma- und Sepsispatienten zu starken Freisetzungen von Δ MMP-3 und Δ MMP-9, wobei letztere Metalloproteinase in 10^4-10^5 pg/ml höherer Konzentration vorliegt als bei gesunden Probanden. Signifikant höhere Δ MMP-9 Freisetzungen gegenüber der Kontrollgruppe ergaben sich bei Traumapatienten nach 24h TruCulture® mit Pam3CSK4 (p-Wert = 0,0290). Die restlichen TLR-Liganden lösen bei Trauma- und Sepsispatienten weit niedrigere Freisetzungen aus als bei den Gesunden. Die Traumapatienen zeigen mit ODN2216 weit höhere Δ MMP-9 Freisetzungen im Vergleich zur Kontrollgruppe.

Die niedrigen Differenzen zwischen Δ IFN-γ, Δ IL-12p40 und Δ IL-12p70 Medianwerten von Gesunden und Trauma- bzw. Sepsispatienten, wie sie hier nach 24h TruCulture® mit Pam3CSK4, FSL-1, ODN2216 und ODN2006 gefunden werden, sind darauf zurückzuführen, dass diese TLR-Liganden keine Stimulatoren für Zytokine der Th1-Zellen darstellen. Auffällig ist die starke Abnahme der Zytokinfreisetzung bei Trauma- und Sepsisprobanden nach 24h TruCulture® mit Poly (I:C), LPS und Flagellin Stimulation und die stark erhöhte Freisetzung von Δ IL-12p40 bei Traumapatienten nach 24h TruCulture® mit Pam3CSK4.

Tabelle 8 und 9 weist auf Unterschiede in der Biomarkerfreisetzung zwischen der Trauma- und Sepsisgruppe nach 24h TruCulture® mit TLR-Stimulation hin. Sepsispatienten setzten im Median nach 24h TruCulture® mit Loxoribin und ODN2216 Stimulation mehr Δ IL-8 frei als die Traumagruppe. Nach ODN2006 Stimulation zeigen Sepsispatienten im Median höhere Δ sTNF-RII Freisetzungen. ODN2216 Stimulation führte in der Sepsisgruppe zu höheren Medianwerten von Δ IL12p70 als in der Traumagruppe. Die Traumagruppe setzen nach 24h TruCulture® mit

Pam3CSK4 Stimulation im Median höhere Δ MMP-9, Δ MCP-1, Δ MIP-1α, Δ IL-1ß, Δ TNF-α und Δ IL12p40 Konzentrationen frei als Sepsispatienten. Die Stimulation mit FSL-1 führt zu höheren Medianwerten von Δ MMP-9, Δ MMP-3, Δ MCP-1, Δ MIP-1α und Δ IL12p40. Signifikante Unterschiede in der Biomarkerfreisetzung zwischen Trauma- und Sepsisgruppe eingestuft zeigen sich in der höheren Δ IL12p40 Freisetzung von Traumapatienten nach 24h TruCulture® mit Pam3CSK4 Stimulation (p-Wert = 0,0013). Sepsispatienten zeigen signifikant höhere Δ IL-8 Freisetzungen nach 24h TruCulture® mit ODN2216 Stimulation (p-Wert = 0,0076).

3.3 Verhältnis von TNF-α zu löslichem TNF Rezeptor II

Auf die Darstellung des Verhältnis von TNF-α zu sTNF-RII nach 24h TruCulture® ohne TLR-Ligand soll hier verzichtet werden, da sich die TNF-α Werte äußerst niedrig zeigten.

3.3.1 Verhältnis nach 24h TruCulture® mit LPS

Zunächst wird das Stimulanz, welches die stärksten Zytokinantworten in allen Gruppen auslöste, betrachtet. Die TNF-α und die sTNF-RII Produktion nach 24h TruCulture® mit dem TLR-Liganden LPS und das Verhältnis beider zu einander soll in den Gruppen verglichen werden.

Tabelle 11: Tumornekrosefaktor (TNF)-α und löslicher TNF-Rezeptor (sTNF-R)II nach 24h TruCulture® mit Lipopolysaccharid (LPS) bei gesunden Blutspendern (Donoren) in pg/ml; rechts ist der Quotient aus TNF-α und sTNF-RII gebildet.

	TNF-α pg/ml	sTNF-RII pg/ml	TNF-α / sTNF-RII pg/ml
Donor 8	12200	3800	3,21
Donor 9	6000	5200	1,15
Donor 13	7440	2100	3,54
Donor 14	12700	7000	1,81
Donor 15	17800	7500	2,37

In obiger Tabelle sind die Absolutwerte von TNF-α und sTNF-RII nach 24 TruCulture® mit LPS Stimulation bei Gesunden aufgelistet. Der Median der TNF-α Werte findet sich bei 12200 pg/ml. Im Median wird nach Stimulation mit LPS 5200 pg/ml sTNF-RII hergstellt. Die rechte Spalte zeigt die Ratio, d.h. das Verhältnis von TNF-α zu sTNF-RII. Dieses liegt bei gesunden Probanden im Median bei 2,37, d.h. auf zwei TNF-α Moleküle fällt ein sTNF-RII. Der Minimalwert ist bei 1,15 pg/ml, wobei der Maximalwert bei 3,54 pg/ml liegt.

Tabelle 12: Tumornekrosefaktor (TNF)-α und löslicher TNF-Rezeptor (sTNF-R)II nach 24h TruCulture® mit Lipopolysaccha-rid (LPS) bei Blutspendern (Donoren) mit Trauma in pg/ml; rechts ist der Quotient aus TNF-α und sTNF-RII gebildet.

	TNF–α pg/ml	sTNF-RII pg/ml	TNF-α / sTNF-RII pg/ml
Donor 10	236	7000	0,03
Donor 11	1140	16000	0,07
Donor 12	8370	9700	0,86
Donor 16	4540	9000	0,50
Donor 17	5910	11000	0,54
Donor 18	5640	13000	0,43
Donor 19	7570	17000	0,45
Donor 20	2390	11000	0,22
Donor 21	2150	12000	0,18

Hier in Tabelle 11 sieht man die TNF-α und sTNF-RII Werte nach 24h TruCulture® mit LPS Stimulation bei Traumapatienten. Der Median für TNF-α liegt bei 4540 pg/ml. Nach Stimulation erreichen Traumapatienten sTNF-RII Werte von im Median 11000 pg/ml. In der rechten Spalte ist das Verhältnis von TNF-α zu sTNF-RII dargestellt. Dieses liegt im Median bei 0,43. Das bedeutet, dass auf ein TNF-α Molekül zwei sTNF-RII anfallen.

Tabelle 13: Tumornekrosefaktor (TNF)-α und löslicher TNF-Rezeptor (sTNF-R)II nach 24h TruCulture® mit Lipopolysacch-arid (LPS) bei Blutspendern (Donoren) mit Sepsis in pg/ml; rechts ist der Quotient aus TNF-α und sTNF-RII gebildet.

	TNF–α pg/ml	sTNF-RII pg/ml	TNF-α / sTNF-RII pg/ml
Donor 1	300	30000	0,01
Donor 2	2700	45000	0,06
Donor 3	2600	14000	0,19
Donor 4	1720	33000	0,05
Donor 5	1900	34000	0,06
Donor 6	1910	6800	0,28
Donor 7	1250	13000	0,10

In Tabelle 12 sind die TNF- α und sTNF-RII Werte und deren Verhältnis zueinander bei Sepsispatienten nach 24h TruCulture® mit LPS Stimulation dargestellt. Die Medianwerte von TNF-α und sTNF-RII liegen bei 1900 pg/ml und 30000 pg/ml. Die Ratio von TNF-α und sTNF-RII liegt im Median bei 0,06. Das bedeutet, dass auf ein TNF-α Molekül etwa 16 sTNF-RII fallen, demnach ist hier das Verhältnis umgekehrt als bei Gesunden.

3.3.2 Verhältnis nach 24h TruCulture® mit Flagellin

Nun soll auf die Ergebnisse nach 24h TruCulture® mit Flagellin, der zweitstärksten Stimulanz für eine Zytokinproduktion über TLR, eingegangen werden.

Tabelle 14: Tumornekrosefaktor (TNF)-α und löslicher TNF-Rezeptor (sTNF-RII) nach 24h TruCulture® mit Flagellin bei gesunden Blutspendern (Donoren) in pg/ml; rechts ist der Quotient aus TNF-α und sTNF-RII gebildet.

	TNF-α pg/ml	sTNF-RII pg/ml	TNF-α / sTNF-RII pg/ml
Donor 8	7570	4670	1,62
Donor 9	4600	5580	0,82
Donor 13	6820	7680	0,89
Donor 14	14900	7730	1,93
Donor 15	2280	6420	0,36

Die Medianwerte für TNF-α und sTNF-RII sind mit 6820 pg/ml und 6420 pg/ml, errechnet aus Tabelle 13, sehr ähnlich. Das Verhältnis von TNF-α zu sTNF-RII liegt bei 0,89. Sieht man sich die Einzelwerte der Patienten an, so ist das Verhälnis der einzelnen Patienten doch sehr unterschiedlich.

Tabelle 15: Tumornekrosefaktor (TNF)-α und löslicher TNF-Rezeptor (sTNF-RII) nach 24h TruCulture® mit Flagellin bei Blutspendern (Donoren) mit Trauma in pg/ml; rechts ist der Quotient aus TNF-α und sTNF-RII gebildet.

	TNF–α pg/ml	sTNF-RII pg/ml	TNF-α / sTNF-RII pg/ml
Donor 10	98	10700	0,01
Donor 11	1300	19800	0,07
Donor 12	5700	9030	0,63
Donor 16	7290	18400	0,40
Donor 17	18400	13800	1,33
Donor 18	7980	14500	0,55
Donor 19	9620	18300	0,53
Donor 20	6170	13300	0,46
Donor 21	4060	14700	0,28

Die Mediane von TNF-α und TNF-RII der Traumapatienten, errechnet aus den Einzelwerten der Tabelle 14, nach Flagellin Stimulation zeigen mit Werten von 6730 pg/ml und 14150 pg/ml einen deutlichen Unterschied. Dadurch entsteht im Median ein Verhältnis von TNF-α und TNF-RII von 0,49. Dieser Wert ist der Ratio nach LPS Stimulation bei Traumapatienten sehr ähnlich mi einem Medianwert von 0,43.

Tabelle 16 Tumornekrosefaktor (TNF)-α und löslicher TNF-Rezeptor (sTNF-RII) nach 24h TruCulture® mit Flagellin bei Blutspendern (Donoren) mit Sepsis in pg/ml; rechts ist der Quotient aus TNF-α und sTNF-RII gebildet.

	TNF–α pg/ml	sTNF-RII pg/ml	TNF-α / sTNF-RII pg/ml
Donor 1	88	29000	0,003
Donor 2	1690	47900	0,004
Donor 3	1150	14300	0,080
Donor 4	618	35500	0,017
Donor 5	1590	35300	0,045
Donor 6	3210	7760	0,414
Donor 7	338	12900	0,026

In Tabelle 15 stellen Sepsispatienten nach Flagellin Stimulation auffällig viel TNRII her. Die Mediane liegen für TNF-α und sTNF-RII bei 1150 pg/ml und 29000 pg/ml. Die Ratio ergibt im Median einen Wert von 0,026.

3.3.3 Verhältnis nach 24h TruCulture® mit weiteren TLR-Liganden

Im Folgenden ist zur Vervollständigung der Ergebnisse das Verhältnis von TNF-α zu sTNF-RII, das nach 24h TruCulture® mit den restlichen TLR-Liganden auftrat, in den einzelnen Gruppen in Abbildung 24 a) – f) graphisch dargestellt.

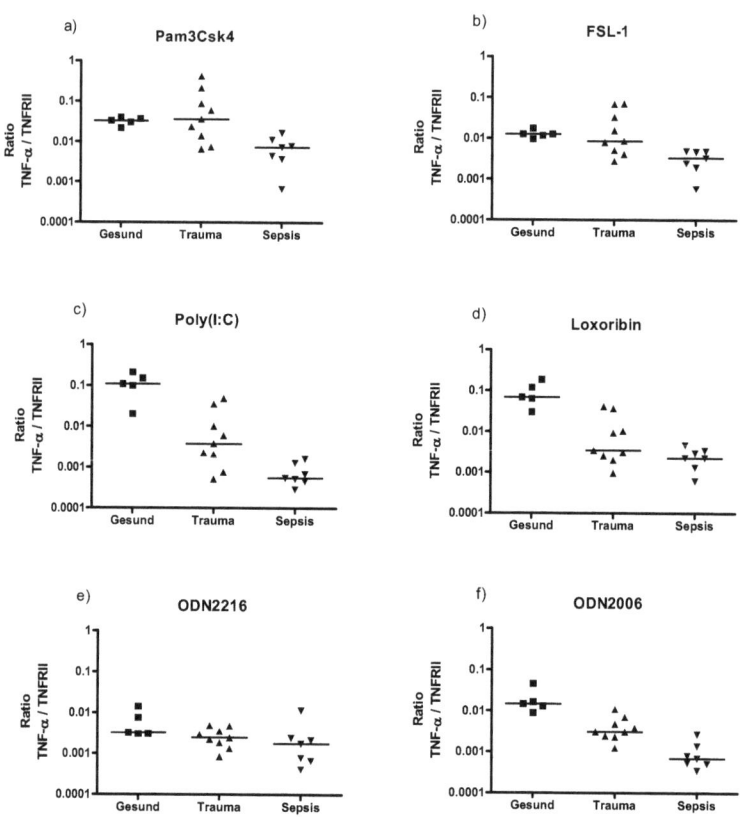

Abbildung 24 a) – f) sind 6 Scatterdiagramme durch logarithmische Skalen dargestellt. X-Achse: zeigt die einzelnen Gruppen; y-Achse: zeigt das Verhältnis von Inerleukin (IL)-1ß zu Interleukin 1 Rezeptorantagonist (IL-1RA), das aus den Einzelwerten der Patienten nach 24h TruCulture® mit der jeweiligen Stimulation errechnet wird; horizontale Balken: Mediane aus allen Einzelwerten einer Gruppe. Pam3CSK4: *Tripalmitoylated Bacterial Lipopeptide*; FSL-1: *Fibroblast-stimulating Lipopeptide 1*; Poly(I:C): *Polyinosinic-polycytidylic Acid*; LPS: Lipopolysaccharid ODN: Oligodeoxynukleotid.

Die Verhältnisse von TNF-α zu sTNF-RII zeigen sich in Abbildung 24 a) und b) nach 24h TruCulture® mit Pam3CSK4 und FSL-1 kongruent. Gesunde und Traumapatienten weisen mit 0,034 und 0,036 nach 24h TruCulture® mit Pam3CSK4 sowie 0,013 und 0,009 nach 24h

TruCulture® mit FSL-1 etwas höhere Mediane auf als die Sepsisgruppe mit 0,008 nach 24h TruCulture® mit Pam3CSK4 und 0,0034 mit FSL-1 Stimulation. Die Unterschiede sind jedoch minimal. Deutlichere Unterschiede im Verhältnis erkennt man nach Poly (I:C) Stimulation, siehe Abbildung 24 c), und nach Loxoribin Stimulation, siehe Abbildung 24 d). Die Mediane erscheinen von links nach rechts abfallend mit Werten von 0,110, 0,004 und 0,001 mit Poly (I:C) und 0,069, 0,0034 und 0,002 mit Loxoribin Stimulation. Keine Veränderungen im Verhältnis von TNF-α zu sTNF-RII lassen sich mit ODN2216 Stimulation, siehe Abbildung 24 e), erkennen mit Medianen von 0,003, 0,002 und 0,002. Nach 24h TruCulture® mit ODN2006 Stimulation, siehe Abbildung 24 f), erkennt man von links nach rechts gesehen einen tendenziellen Abfall der Medianwerte von 0,015 bei Gesunden, 0,003 bei Traumapatienten und 0,001 bei Sepsispatienten.

3.4 Verhältnis von IL-1ß zu IL-1 Rezeptorantagonist

Das Verhältnis von IL-1ß zu IL-1RA ohne Zugabe einer Stimulation ließ sich nicht sinnvoll auswerten, da sich IL-1ß in allen Gruppen mehrmals unterhalb des detektierbaren Bereiches befand.

Tabelle 17: Konzentrationen von Interleukin (IL)-1ß und Interleukin 1 Rezeptorantagonist (IL-1RA) bei gesunden Probanden im Heparinplasma der Blutspender (Donor (D)8 und Donor (D)9) und im Athylendiamintetraessigsäure (EDTA)-Plasma (Donor (D)13, Donor(D)14 und Donor (D)15) ohne Inkubation. Die zweite Spalte zeigt jeweils die Spontanfreisetzungen ex vivo in dem *TruCulture® Tube* ohne *Toll-like* Rezeptor (TLR)-Liganden nach 24h Inkubation.

Donor	IL-1ß Plasma ohne Ink *pg/ml*	IL-1ß TruCulture® [24h] *pg/ml*	IL-1RA Plasma ohne Ink *pg/ml*	IL-1RA TruCulture® [24h] *pg/ml*
D8	1,4	39,5	68	4195
D9	LOW	28,5	80	10550
D13	LOW	5,5	56	575
D14	LOW	3,6	52	440
D15	LOW	7,5	24	1180

Tabelle 16 zeigt, dass die IL-1ß Konzentrationen meist unterhalb des detektierbaren Niveaus liegen. IL-1RA liegen im Plasma im Median bei 56 pg/ml. 24h TruCulture® erhöht die IL-1RA Konzentrationen erheblich.

Tabelle 18: Konzentrationen von Inerleukin (IL)-1ß und Interleukin 1 Rezeptorantagonist (IL-1RA) bei Blutspender (Donoren (D)) mit Trauma im Heparinplasma ohne Inkubation. Die zweite Spalte zeigt jeweils die Spontanfreisetzungen ex vivo in dem *TruCulture®* Tube ohne *Toll-like* Rezeptor (TLR)-Liganden nach 24h Inkubation.

Donor	IL-1ß Plasma ohne Ink pg/ml	IL-1ß TruCulture® [24h] pg/ml	IL-1RA Plasma ohne Ink pg/ml	IL-1RA TruCulture® [24h] pg/ml
D10	LOW	2,75	88	440
D11	0,75	4,5	1130	2915
D12	0,99	11	159	630
D16	0,49	3,6	2150	2545
D17	LOW	3,75	493	2600
D18	0,49	17	2940	6500
D19	0,99	16	274	4580
D20	LOW	22	452	3590
D21	LOW	3,75	812	1645

IL-1ß zeigt sich in Tabelle 17 durchgehend niedrig bis nicht messbar. Die IL-1RA Konzentrationen zeigen große individuelle Unterschiede mit einem Maximalwert von 2940 pg/ml und einem Minimalwert von 88 pg/ml. Der Median liegt bei 493,0 pg/ml.

Tabelle 19: Konzentrationen von Interleukin (IL)-1ß und Interleukin 1 Rezeptorantagonist (IL-1RA) bei Sepsispatienten im Athylendiamintetraessigsäure (EDTA)-Plasma. Die zweite Spalte zeigt jeweils die Spontanfreisetzungen ex vivo in dem *TruCulture®* Tube ohne *Toll-like* Rezeptor (TLR)-Liganden nach 24h Inkubation.

Donor	IL-1ß Plasma ohne Ink pg/ml	IL-1ß TruCulture® [24h] pg/ml	IL-1RA Plasma ohne Ink pg/ml	IL-1RA TruCulture® [24h] pg/ml
D1	2,8	27	1800	3300
D2	LOW	33	555	12600
D3	1,1	LOW	137	395
D4	LOW	3,15	410	1140
D5	1,5	14	354	17650
D6	LOW	6,5	84	1010
D7	LOW	LOW	559	305

Nach 24h TruCulture® ist eine leichte Erhöhung der IL-1ß und IL-1RA Werte, siehe Tabelle 18, festzustellen insbesonder bei Donor 2 und Donor 5. IL-1RA zeigen sich bei Sepsispatienten bedeutend höher als bei Gesunden und liegen im Median bei 410 pg/ml. Auffällig sind individuelle Unterschiede mit maximaler IL-1RA Freisetzung von 1800 pg/ml im Plasma ohne Inkubation.

3.4.1 Verhältnis nach 24h TruCulture® mit LPS

Die nachfolgenden Tabellen 25 bis 27 zeigen die Konzentrationen an IL-1ß und IL-1RA im peripheren Blut von Gesunden, Trauma- und Sepsispatienten, die nach 24h TruCulture® mit dem TLR-Liganden LPS gemessen wurden.

Tabelle 20: Interleukin (IL)-1ß und Interleukin 1 Rezeptorantagonist (IL-1RA) nach 24h TruCulture® mit Lipopolysaccharid (LPS) bei gesunden Blutspendern (Donoren) in pg/ml; rechts ist der Quotient aus IL-1ß und IL-1RA gebildet.

	IL-1ß pg/ml	IL-1RA pg/ml	IL-1ß / IL-1RA pg/ml
Donor 8	24700	11400	2,17
Donor 9	26100	18300	1,43
Donor 13	11200	8790	1,27
Donor 14	25500	17200	1,48
Donor 15	>53780	8800	6,11

Der errechnete Median aus den IL-1ß Konzentrationen aus Tabelle 19 liegt bei 25500 pg/ml. Der Medianwert aller IL-1RA Messungen liegt bei 11400 pg/ml. Die rechte Spalte listet die jeweiligen Verhältnisse von IL-1 zu IL-1RA auf. Im Median liegt diese Ratio bei 1,48.

Tabelle 21: Interleukin (IL)-1ß und Interleukin 1 Rezeptorantagonist (IL-1RA) nach 24h TruCulture® mit Lipopolysaccharid (LPS) bei Blutspendern (Donoren) mit Trauma in pg/ml; rechts ist der Quotient aus IL-1ß und IL-1RA gebildet.

	IL-1ß pg/ml	IL-1RA pg/ml	IL-1ß / IL-1RA pg/ml
Donor 10	19	8850	0,00
Donor 11	2330	15400	0,15
Donor 12	15300	28500	0,54
Donor 16	6400	35300	0,18
Donor 17	5160	23000	0,22
Donor 18	6300	12600	0,50
Donor 19	13500	39500	0,34
Donor 20	2660	17500	0,15
Donor 21	2520	26300	0,10

Schaut man sich die aus Tabelle 20 errechneten Medianwerte von Traumapatienten nach LPS Stimulation an mit 5160 pg/ml IL-1ß und 23000 pg/ml IL-1RA, so fällt auf, dass Traumapatienten unter Stimulation weniger IL-1ß aber dafür viel mehr IL-1RA herstellen. Die Ratio liegt hier im Median bei 0,18.

Tabelle 22: Interleukin (IL)-1ß und Interleukin 1 Rezeptorantagonist (IL-1RA) nach 24h TruCulture® mit Lipopolysaccharid (LPS) bei Blutspendern (Donoren) mit Sepsis in pg/ml; rechts ist der Quotient aus IL-1ß und IL-1RA gebildet.

	IL-1ß pg/ml	IL-1RA pg/ml	IL-1ß / IL-1RA pg/ml
Donor 1	348	4230	0,08
Donor 2	5020	54600	0,09
Donor 3	3890	41000	0,10
Donor 4	2830	13700	0,20
Donor 5	3910	53300	0,07
Donor 6	1870	26100	0,07
Donor 7	2120	11000	0,19

Sepsipatienten stellen nach Stimulation mit LPS noch weniger IL-1ß her als vergleichsweise Gesunde oder Traumapatienten, siehe Tabelle 21, mit einer Konzentration von im Median 2830 pg/ml. Höher dagegen ist die Konzentration von IL-1RA mit einem Medianwert von 26100 pg/ml. Die Ratio liegt im Median bei 0,09.

3.4.2 Verhältnis nach 24h TruCulture® mit Flagellin

Im nachfolgenden wird auf das Verhältnis von IL-1ß zu IL-1RA nach 24h TruCulture® mit dem TLR-Liganden Flagellin bei den einzelnen Gruppen eingegangen.

Tabelle 23: Interleukin (IL) 1-ß und Interleukin 1 Rezeptorantagonist (IL-1RA) nach 24h TruCulture® mit Flagellin bei gesunden Blutspendern (Donoren) in pg/ml; rechts ist der Quotient aus IL-1ß und IL-1RA gebildet.

	IL-1ß pg/ml	IL-1RA pg/ml	IL-1ß / IL-1RA pg/ml
Donor 8	17500	12800	1,37
Donor 9	7830	15100	0,52
Donor 13	11000	7140	1,54
Donor 14	24200	13200	1,83
Donor 15	6740	5760	1,17

Bei Gesunden liegt der Median für IL-1ß und IL-1RA aus Tabelle 22 bei 11000 pg/ml und 12800 pg/ml. Das Verhältnis beträgt im Median 1,37.

Tabelle 24: Interleukni (IL)-1ß und Interleukin 1 Rezeptorantagonist (IL-1RA) nach 24h TruCulture® mit Flagellin bei Blutspendern (Donoren) mit Trauma in pg/ml; rechts ist der Quotient aus IL-1ß und IL-1RA gebildet.

	IL-1ß pg/ml	IL-1RA pg/ml	IL-1ß / IL-1RA pg/ml
Donor 10	45	5640	0,01
Donor 11	3790	24300	0,16
Donor 12	9490	18300	0,52
Donor 16	7990	42000	0,19
Donor 17	13700	35500	0,39
Donor 18	6430	16700	0,39
Donor 19	16900	31000	0,55
Donor 20	5470	30100	0,18
Donor 21	5320	45100	0,12

Der IL-1ß Median der Traumapatienten aus Tabelle 23 beträgt 6430 pg/ml. Sie stellen im Median 30100 pg/ml IL-1RA her. Das Verhältnis liegt im Median bei 0,19.

Tabelle 25: Interleukin (IL)-1ß und Interleukin 1 Rezeptorantagonist (IL-1RA) nach 24h TruCulture® mit Flagellin bei Blutspendern (Donoren) mit Sepsis in pg/ml; ; rechts ist der Quotient aus IL-1ß und IL-1RA gebildet.

	IL-1ß pg/ml	IL-1RA pg/ml	IL-1ß / IL-1RA pg/ml
Donor 1	68,60	2740	0,03
Donor 2	1310,00	52400	0,03
Donor 3	1610,00	32900	0,05
Donor 4	957,00	13100	0,07
Donor 5	3280,00	51000	0,06
Donor 6	3760,00	31600	0,12
Donor 7	548,00	7580	0,07

Im Median, der sich aus Tabelle 24 ergibt, stellen Sepsispatienten 1310 pg/ml IL-1ß und 31600 pg/ml IL-1RA her. Das Verhältnis liegt im Median bei 0,06.

3.4.3 Verhältnis nach 24h TruCulture® mit weiteren TLR-Liganden

Zur Vervollständigung werden hier die Verhältnisse nach 24h TruCulture® mit den restlichen TLR-Liganden in Abbildung 25 a) – f) graphisch dargestellt.

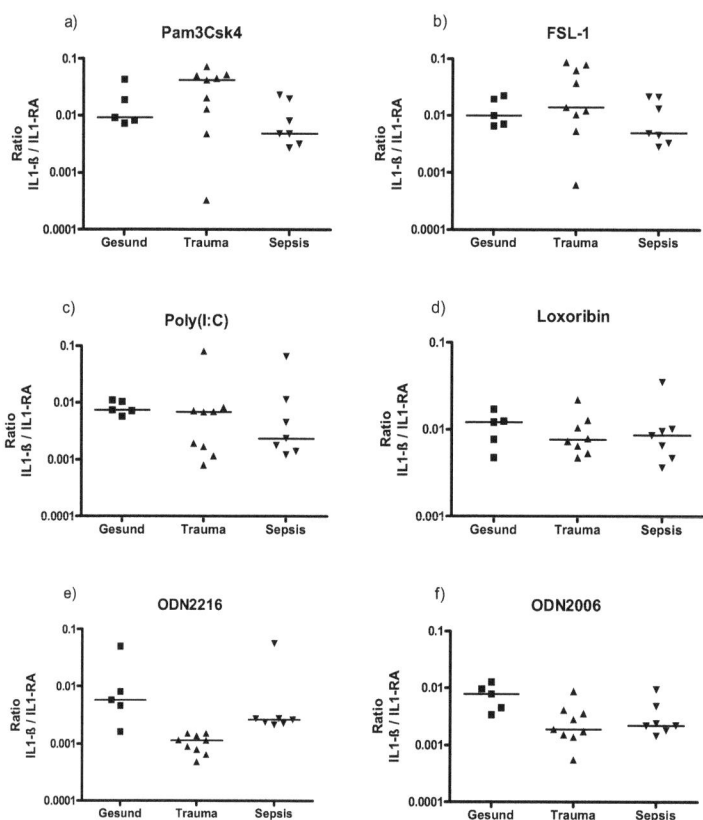

In Abbildung 25 a) – f) sind 6 Scatterdiagramme durch logarithmische Skalen dargestellt; x-Achse: einzelne Gruppen; y-Achse: Verhältnis von Interleukin (IL)-1ß zu Interleukin 1 Rezeptorantagonist (IL-1RA), das aus den Einzelwerten der Patienten nach 24h TruCulture® mit der jeweiligen Stimulation errechnet wird; horizontale Balken: Mediane aus allen Einzelwerten einer Gruppe; Pam3CSK4: *Tripalmitoylated Bacterial Lipopeptide*; FSL-1: *Fibroblast-stimulating Lipopeptide* 1; Poly(I:C): *Polyinosinic-polycytidylic Acid*; LPS: Lipopolysaccharid ODN: Oligodeoxynukleotid.

Nach Stimulation mit den TLR-Liganden aus Abbildung 25 ist die IL-1ß Ausschüttung bei weitem niedriger als unter LPS und Flagellin Stimulation, dadurch sind die Unterschiede im Verhältnis von IL-1ß und IL-1RA in den einzelnen Gruppen geringer ausgeprägt. Das Verhältnis von IL-1ß zu IL-1RA nach Pam3CSK4 Stimulation liegt bei den Gesunden im Median bei 0,009. Ein sehr ähnliches

Verhältnis weisen Sepsispatienten auf mit einem Medianwert von 0,005. Traumapatienten weisen mit 0,042 einen etwas höheren Wert auf. Nach FSL-1 Stimulation sind die Verhältnisse in der Kontroll- und Traumagruppe mit Medianwerten bei 0,010 und 0,014 sehr ähnlich. Niedriger zeigt sich der Median in der Sepsisgruppe mit 0,005. Verhältnisse nach Poly (I:C) Stimulation weisen geringe Unterschiede auf und liegen im Median bei 0,007, 0,007 und 0,002. Nach Loxoribin Stimulation liegen sie im Median bei 0,012, 0,008 und 0,009. Hier zeigt sich kein Unterschied zwischen der Trauma und Sepsisgruppe. Minimale Unterschiede im Verhältnis zeigen sich auch nach ODN2216 und ODN2006 Stimulation mit Mediane von 0,006, 0,001, und 0,003 sowie 0,008, 0,002 und 0,002.

3.5 Spontane HMGB-1 Werte im Heparinplasma

Die nachfolgende Tabelle 25 zeigt die HMGB-1-Werte, die im Plasma der Probanden ohne 24h TruCulture® gemessen werden konnten.

Tabelle 26: *High-mobility Group Protein* **(HMBG) 1 im Heparin (HP)-Plasma von gesunden Blutspendern (Donoren und Kontrollen)) und solchen mit Trauma (Donoren) und Sepsis (Donoren); graue Felder: auffällige Werte.**

Gesunde	HMBG 1 µg/l	Trauma	HMBG 1 µg/l	Sepsis	HMBG 1 µg/l
Donor 8	13,2	Donor 10	1,6	Donor 1	17,4
Donor 9	22,0	Donor 11	3,8	Donor 2	9,8
Donor 13	4,0	Donor 12	0,7	Donor 3	10,0
Donor 14	1,9	Donor 16	21,8	Donor 4	27,2
Donor 15	3,8	Donor 17	44,0	Donor 5	27,9
Kontrolle 1	4,6	Donor 18	2,2	Donor 6	3,2
Kontrolle 2	4,0	Donor 19	5,2	Donor 7	2,6
Kontrolle 3	6,1	Donor 20	3,8		
Kontrolle 4	9,0	Donor 21	3,4		
Median	4,6	Median	3,8	Median	10,0

Sieht man sich die Verteilung der HMGB-1-Werte in Tabelle 25 bei den Gesunden Probanden an, erkennt man, dass die meisten Werte ca. bei 5µg/l liegen. Der Median liegt bei 4,6 µg/l. Die Traumapatienten scheinen sogar einen etwas niedrigeren Median, nämlich 3,8 µg/l, zu haben. Bis auf zwei Ausreißer befinden sich die meisten Werte um den Median. Auffällig ist die Sepsisgruppe. Die HMGB-1-Werte sind bei zwei Personen mit 27,2 µg/l und 27,9 µg/l auffällig hoch und bei zwei mit 3,2 µg/l und 2,6 µg/l auffällig niedrig. Der Median liegt mit 10 µg/l deutlich über den Werten der Trauma und der Kontrollgruppe. Donor 4 mit negativem Ausgang der Sepsis hat einen überaus hohen HMGB-1-Wert von 27,2 µg/l. Donor 2 mit ebenfalls negativem Ausgang zeigt einen weitaus niedrigeren Wert von 9,8 µg/l. Donor 6 hatte, wie bereits beschrieben, eine einfache Sepsis mit kurzem Krankheitsverlauf und schneller Erholung. Sein HMGB-1-Wert ist 3,2 µg/l. Die grau unterlegten Donoren fallen aus der Reihe. Lässt man diese ausser Acht, so ergeben sich für die Gesunden und für die Traumpatienten niedrige Werte, für die Sepsispatienten hohe Werte.

3.6 HMGB-1 und RAGE nach 24h TruCulture® mit TLR-Liganden

Zu den Donoren 11, 14, 14* und 15 wurden die HMGB-1-Werte nach 24h TruCulture® mit acht verschiedenen TLR-Liganden und einmal ohne TLR-Ligand ermittelt.

Tabelle 27: *High-mobility Group Protein* (HMGB)-1 nach ex vivo Vollblutstimulation (TruCulture®) bei zwei gesunden Blutspendern (Donoren) und einem mit Trauma. Der Vollblutstimulation von Donor 14* wurde ex vivo ein *Mitogen activated Protein Kinase* (MAPK) Inhibitor beigemischt. HP-Plasma: heparinisiertes Plasma ohne 24h TruCulture®; graue Felder: auffällige Werte; TLR: *Toll-like* Rezeptor; Pam3CSK4: *Tripalmitoylated Bacterial Lipopeptide*; FSL-1: *Fibroblast-stimulating Lipopeptide 1*; Poly(I:C): *Polyinosinic-polycytidylic Acid*; LPS: Lipopolysaccharid ODN: Oligodeoxynukleotid.

24h TruCulture®	HMGB-1 µg/l	HMGB-1 µg/l	HMGB-1 µg/l	HMGB-1 µg/l
TLR-Ligand	Donor 14, gesund	Donor 15, gesund	Donor 14*, gesund mit MAPK Inhibitor	Donor 11, Trauma
Pam3CSK4	25	24,5	27,5	25
FSL-1	32,5	33	28	19,5
Poly (I:C)	33	35	29	8
LPS	65,5	99	27,5	23,5
Flagellin	62	37	27,5	29,5
Loxoribin	25	17	27,5	11
ODN 2216	<5	<5	<5	<5
ODN 2006	22,5	31,5	34,5	17,5
24h TruCulture® ohne TLR-Ligand	49	55,5	51,5	22
HP-Plasma ohne 24h TruCulture®	1,9	3,8	3,8	3,8

Bei gesunden Testpersonen ist nach 24h TruCulture® mit LPS ein starker Anstieg der HMGB-1-Werte in Tabelle 26 erkennbar. Bei Donor 14 erhöht sich der gemessene HMGB-1-Wert von 1,9 µg/l auf 65,5 µg/l. Bei Donor 15 liegt der HMGB-1-Wert im Plasma bei 3,8 µg/l und nach 24h TruCulture® mit LPS-Stimulation bei 99 µg/l. Auch Flaggellin scheint ein Stimulus zu sein.

24h TruCulture® ohne TLR-Ligand hat verglichen mit dem HMGB-1-Wert im Heparinplasma zu einer Erhöhung des HMGB-1-Wertes geführt. Die zugehörigen Wertepaare sind 1,9 µg/l und 49 µg/l, 3,8 µg/l und 55,5 µg/l, 3,8 µg/l und 51,5 µg/l sowie 3,8 µg/l und 22 µg/l. Des Weiteren fällt auf, dass sich die Werte des Gesunden mit MAPK Inhibition bei Stimulation kaum verändern und im Bereich von 27,5-29 µg/l zu liegen kommen. Einen interessanten Aspekt zeigt die ODN2216 Stimulation, hier werden bei allen Probanden HMGB-1-Werte unterhalb von 5 µg/l gemessen.

Zusätzlich wurde neben dem Sepsis-Biomarker HMGB-1 auch der Rezeptor RAGE untersucht. Die Ergebnisse sind in Tabelle 27 aufgelistet.

Tabelle 28: *Receptor for Advanced End Glycation End Products* **(RAGE) nach TruCulture® bei zwei gesunden Blutspendern (Donoren) und einem mit Trauma. Der Vollblutstimulation von Donor 14* wurde ex vivo ein** *Mitogen activated Protein Kinase* **(MAPK) Inhibitor beigemischt. HP-Plasma: heparinisiertes Plasma ohne 24h TruCulture®; graue Felder: auffällige Werte; TLR:** *Toll-like* **Rezeptor; Pam3CSK4:** *Tripalmitoylated Bacterial Lipopeptide*; **FSL-1:** *Fibroblast-stimulating Lipopeptide* 1; **Poly(I:C):** *Polyinosinic-polycytidylic Acid*; **LPS: Lipopolysaccharid ODN: Oligodeoxynukleotid.**

24h TruCulture®	RAGE µg/l	RAGE µg/l	RAGE µg/l	RAGE µg/l
TLR-Ligand	Donor 14, gesund	Donor 15, gesund	Donor 14*, gesund mit MAPK Inhibitor	Donor 11, Trauma
Pam3CSK4	130	155	165	275
FSL-1	130	80	165	280
Poly (I:C)	160	95	195	295
LPS	255	205	100	305
Flagellin	230	115	130	315
Loxoribin	190	145	290	145
ODN 2216	75	85	60	150
ODN 2006	545	275	535	360
24h TruCulture® ohne TLR-Ligand	370	190	450	245
HP-Plasma ohne 24h TruCulture®	16	6,1	12	34

Für den Liganden ODN 2216 konnten die niedrigsten RAGE-Werte ermittelt werden.

3.7 TruCulture® nach MAPK Inhibition

In den nachfolgenden drei Diagrammen sind pro- und anti-inflammatorische Biomarker nach 24h TruCulture® mit LPS Stimulation bei einem gesunden Probanden einmal mit und ohne ex vivo Zugabe eines p38 MAPK Inhibitors dargestellt.

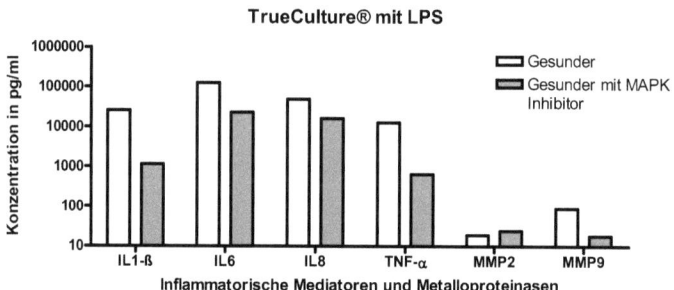

Abbildung 26: Konzentration der wichtigsten pro-inflammatorischen Zytokine: Interleukin (IL-1ß), Interleukin (IL-6), Interleukin (IL-8) und Tumornekrosefaktor (TNF)-α und zwei Metalloproteinasen: (MMP)-3 und -9 in logarithmischer Skala nach 24h TruCulture® mit Lipopolysaccharid (LPS) Stimulation bei einem Gesunden mit (graue Säulen) und ohne (weiße Säulen) ex vivo Zugabe von *Mitogen activated Protein Kinase* (MAPK) Inhibitor. X-Achse: Inflammatorische Biomarker und Metalloproteinasen. Y-Achse: Konzentration der Biomarker und Metalloproteinasen in pg/ml.

Die IL-1ß Produktion wird durch den MAPK Hemmer um 95% gehemmt, siehe Abbildung 26. Die IL-6 und IL-8 Produktionen hingegen werden nur um 82% und 67% gehemmt. Die Hemmung der TNF-α Freisetzung liegt bei 95%. Bei MMP2 erkennt man eine Produktionszunahme von 26%. Im Falle von MMP-9 nimmt die Freisetzung um 80% ab.

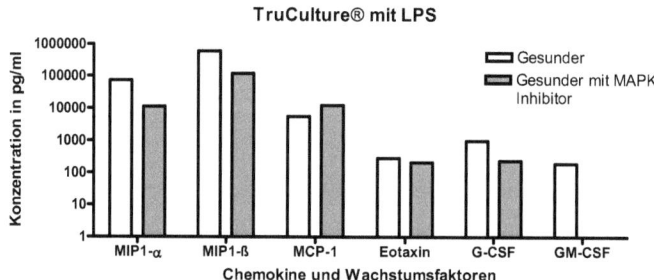

Abbildung 27: Konzentration einiger Chemokine: *Macrophage-inflammatory Protein* (MIP)-1α und -1ß, Monocyte Chemoattractant Protein (MCP)-1 und Eotaxin und hämapoetische Wachstumsfaktoren: *Granulocyte Colony-stimulating Factor* (G-CSF) und *Granulocyte Macrophage Colony-stimulating Factor* (GM-CSF) in logarithmischer Skala nach 24h TruCulture® mit Lipopolysaccharid (LPS) Stimulation bei einem Gesunden mit (graue Säulen) und ohne (weiße Säulen) ex vivo Zugabe von MAPK Inhibitor. X-Achse: Chemokine und Wachstumsfaktoren. Y-Achse:Konzentration der Chemokine und Wachstumsfaktoren in pg/ml.

Nach MAPK Inhibition ist, wie in Abbildung 27 dargestellt, die MIP-1α und MIP-1ß Freisetzung um 85% und 80% gehemmt. MCP-1 wird unter MAPK Inhibition vermehrt produziert. Es ist eine Zunahme von 121% zu erkennen. Bei Eotaxin sinkt die Freisetzung um nur 25%. Die Konzentration von G-CSF und GM-CSF sinkt um 76% und um nahezu 100%. Unter MAPK Inhibition ist die Konzentration von GM-CSF untehalb des detektierbaren Bereichs.

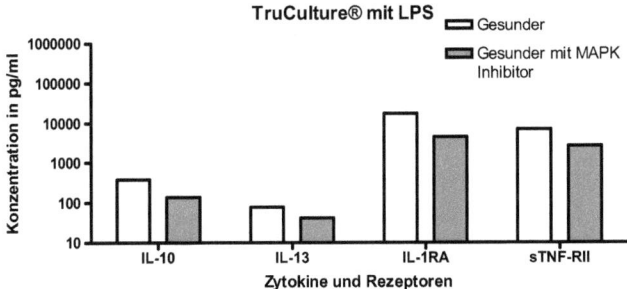

Abbildung 28 zeigt anti-inflammatorische Zytokine: Interleukin (IL)-10, -13, Interleukin 1 Rezeptorantagonist (IL-1RA) und löslicher Tumornekrosefaktor Rezeptor (sTNF-R)II in logarithmischer Skala nach 24h TruCulture® mit Lipopolysaccharid (LPS) Stimulation bei einem Gesunden mit (graue Säulen) und ohne (weiße Säulen) ex vivo Zugabe von MAPK Inhibitor. X-Achse: Zytokine und Rezeptoren. Y-Achse: Konzentration der Zytokine und Rezeptoren in pg/ml.

Abbildung 28 zeigt, dass die IL-10 Konzentration unter MAPK Inhibition um 64% abnimmt. Die IL-13 Freisetzung nimmt um 47% ab. Die IL-1RA und sTNF-RII Freisetzung ist um 74% und um 61% vermindert.

Es zeigen sich auch Effekte auf IL-16 und IL-18. Hier ist bei Ausgangswerten von 522 pg/ml und 384 pg/ml eine Hemmung von 66% und 85% zu verzeichnen. IFN-γ weist ebenfalls eine bedeutende Reduktion unter MAPK Inhibitor auf von 7550 pg/ml auf 153 pg/ml, entsprechend einer Hemmung von 98%. Ebenfalls von der MAPK reguliert zeigt sich IL-12p70. Hier ist ein Abfall von 519 pg/ml auf 97 pg/ml zu verzeichnen, entsprechend einer Hemmung von 81%.

4 Diskussion

4.1 Methodische Aspekte
4.1.1 Statistik

Die Stichprobenanzahl ist für eine sichere statistische Auswertung zu klein. Die Kontrollgruppe bestand aus fünf Personen, die Traumagruppe aus sieben Personen und die Sepsisgruppe aus neun Personen. Bei der Wahl des richtigen Testes zum Nachweis statistischer Unterschiede zwischen zwei Gruppen entschied ich mich für den Mann-Whitney-U-Test, einem Rangsummentest, weil er ein nicht-parametrischer Test ist, bei dem eine Gaussche Verteilung nicht erforderlich ist. Der t-Test dient ebenfalls dem Nachweis statistischer Unterschiede zwischen zwei Stichproben und ist ein parametrischer Test, wobei hier Zufallsvariablen wie eine bekannte Varianz und eine Gaussche Normalverteilung vorausgesetzt sind. Bei kleinen Stichprobenumfängen ist eine Normalverteilung trotz positivem Normalverteilungstest (*Dallal and Wilkinson approximation to Lilliefors'method* von *Graph Pad Prism*) nicht sicher anzunehmen. Deshalb wurde der t-Test für die statistische Analyse nicht verwendet. Der Mann-Whitney-U-Test besitzt weniger Testkraft als der t-Test. Dies bedeutet, dass es zur Annahme der Nullhypothese kommen kann, obwohl die Alternativhypothese richtig gewesen wäre. Umgekehrt hat eine fälschliche Anwendung des t-Test einen α-Fehler zur Folge, das heißt, dass die Alternativhypothese statt der Nullhypothese, die eigentlich richtig wäre, angenommen wird.

Die nächste Fehlerquelle ist in der Heterogenität der Gruppen zu suchen. In der Kontrollgruppe befanden sich einige sehr junge Patienten (20 Jahre), während Trauma- und Sepsis-patienten ein mittleres Alter (40-60 Jahre) aufwiesen. Einzelne Probanden lagen sogar darüber (70 Jahre). Die Sepsisgruppe bestand aus Patienten mit Sepsis, schwerer Sepsis und septischem Schock. Bei den zwei Patienten mit septischem Schock könnte es sich um Ausreißer handeln, die die Signifikanzprüfung und ihr Ergebnis verzerrt haben. Bei Ausreißern handelt es sich entweder um Falschmessungen, Dokumentationsfehler oder aber um pathologische Besonderheiten des Patienten [67]. Es könnte sich hierbei entweder um den Ausdruck einer natürlichen Streuung handeln oder auf die pathologische Besonderheit (septischer Schock) zurückzuführen sein. Dies ist auf Grund der geringen Fallzahl nicht beurteilbar. Nicht alle Unterschiede, die zwischen den Gruppen gemessen werden konnten zeigten sich signifikant. Ein nicht signifikanter p-Wert bedeutet, dass es entweder keinen Unterschied gibt oder er kann wegen des geringen Stichprobenumfangs nicht nachgewiesen werden [67]. Die vorliegende Arbeit gibt lediglich Hinweise. Die Signifikanzprüfung dient lediglich der Orientierung und stellt keinen statistischen Beweis dar. Dieser müsste an Hand einer größeren Studie erbracht werden.

4.2 Inhaltliche Aspekte
4.2.1 Biomarker im Plasma von Kontrollen und Patienten

Im heparinisierten Plasma zeigten die pro-inflammatorischen Zytokine IL-1ß und TNF-α bei Trauma-, Sepsis- und Kontrollen keine signifikanten Unterschiede, siehe Tabelle 28 im Anhang. IL-1ß und TNF-α ergaben kaum messbare Konzentrationen in allen drei Gruppen. IL-6 als sekundäres Zytokin erwies sich in der Trauma- und Sepsisgruppe mehrfach erhöht. Signifikante Unterschiede ließen sich auf Grund von Konzentrationen unterhalb des messbaren Niveaus bei den Kontrollen nicht erheben. Die Freisetzung anti-inflammatorischer Biomarker wie IL-1RA und sTNF-RII zeigte sich im Plasma der Trauma- und insbesondere der Sepsispatienten erhöht. Die sTNF-RII Konzentration war bei Sepsispatienten signifikant höher als bei Traumapatienten (p-Wert = 0,0185)und Kontrollen (p-Wert = 0,0227). Traumapatienten erreichten signifikant höhere Konzentrationen als Gesunde (p-Wert = 0,0011). Die Plasmakonzentration anti-inflammatorischer Zytokine wie IL10 (p-Wert = 0,0006) und IL13 (p-Wert = 0,0049) zeigte sich signifikant höher als in der Kontollgruppe Dies lässt sich mit Hilfe des SIRS-MARS-CARS Konzepts, siehe Seite 8, erklären. Die Trauma- und Sepsispatienten dieser Studie befanden sich in einem CARS. Die anti-inflammatorische Immunantwort dominierte die pro-inflammatorische. Zytokine der Th1- (IFN-γ, IL12) und Th2-T-Zellen (IL4, IL5) dominierten nicht das Inflammationsgeschehen bei Trauma und Sepsis. Dies bestätigt, wie bereits in der Einleitung beschrieben, dass die frühe Immunantwort zunächst Biomarker der angeborenen Immunität freisetzt. In der späten Immunantwort werden Biomarker der adaptiven Immunität unterstützend freigesetzt. Chemokine zeigten einige signifikante Unterschiede in den einzelnen Gruppen. MIP-1α Konzentrationen lagen in Sepsisgruppe signifikant höher als in der Kontrollgruppe (p-Wert = 0,0405). Die MCP-1 Konzentration im Plasma von Traumapatienten war gegenüber derer von gesunden Kontrollen (p-Wert = 0,0335) und Sepsispatienten (p-Wert = 0,0036) signifikant erhöht. Die Metalloproteinasen MMP-3 und MMP-9 wiesen im Plasma von Sepsispatienten stark erhöhte Konzentrationen auf, während sie im Plasma von Trauma- und Kontrollgruppe häufig unterhalb des detektierbaren Niveaus lagen.

Sowohl Trauma- als auch Sepsispatienten zeigten eine dominierende anti-inflammatorische Immunantwort (CARS). Sepsispatienten wiesen bereits im Plasma eine stärkere Anti-inflammation (sTNF-RII) auf als Traumapatienten. Die Immunantwort von Trauma- und Sepsispatienten zeigte geringe T-Zellbeteiligung, welche durch die initiale angeborene Immunantwort erklärt werden kann. Die Metalloproteinasen (MMP-3 und MMP-9) erreichten besondere Elevationen im Plasma von Sepsispatienten, worauf nachfolgend näher eingegangen werden soll.

4.2.2 Unterschiede in der spontanen Sekretion von Biomarkern nach 24h TruCulture® ohne TLR-Ligand

Im Überstand der Kontroll-TruCulture® Ansätze mit Patientenblut zeigten sich einige Biomarker, die in der Sepsisgruppe deutlich höhere Konzentrationen erlangten als in der Traumagruppe, und möglicherweise zu einer Differenzierung zwischen SIRS und Sepsis beitragen können. Zu diesen gehören insbesondere IL-18, IL-8, sTNF-RII und MMP-9. Johnson et al [39] konnten eine Heraufregulation von Oncostatin M (IL-6 Familie) ausschließlich bei Sepsispatienten nachweisen, welches mit einer stärkeren Aktivität von MMP-9 assoziiert ist. In dieser Arbeit zeigten sich MPP-9 Konzentrationen bei SIRS Patienten bis auf drei Ausnahmen, welche auf Grund erhöhter pro-inflammatorischer Reaktion vermutlich präseptisch waren, unterhalb des detektierbaren Bereichs, weshalb der p-Wert nicht errechnet werden konnte. Sepsispatienten zeigten beachtliche spontane MMP-9 Freisetzungen nach 24h TruCulture®. Es ist davon auszugehen, dass der Unterschied zwischen SIRS und Traumapatienten in der spontanen Biomarkerfreisetzung von MMP-9 signifikant ist. Der besondere Anstieg von IL-18 bei den Sepsispatienten dieser Studie könnte an der bevorzugten Differenzierung von Th0- zu Th1-Zellen liegen. Dies wird nämlich durch Hochregulation von Interferonrezeptoren, p38 MAPK und JAK/STAT Signalwegen, welche bei Sepsis aber nicht bei SIRS gefunden wurden, induziert [39]. Die Sepsispatienten dieser Studie zeigen nahezu normalwertige Akute-Phase-Proteine mit Erhöhung sekundärer Zytokine wie IL-6 und insbesondere IL-8 und stark erhöhten antiinflammatroischen Zytokinen wie sTNF-RII, IL-1RA und IL-10, welches unter dem Gesichtspunkt einer CARS erklärt werden kann. Die meisten SIRS Patienten zeigten keine Proinflammation, auch keine sekundäre IL-8 Erhöhung, aber erhöhte Anti-inflammation. Ich erkläre mir diese abgeschwächte Pro- als auch weniger stark ausgeprägte Anti-inflammation im Biomarkerprofil verglichen mit der Sepsisgruppe durch die fehlende Bakteriämie. IL-18, IL-8, sTNF-RII und MMP-9 ergaben sich hier auf Grund ihrer besonders deutlich erhöhten Spontanfreisetzung bei Sepsispatienten, die sich in einer anti-inflammatorischen Phase befinden, nach 24h TruCulture® ohne TLR-Ligand Stimulation, als gutes Unterscheidungsmerkmal gegenüber SIRS Patienten.

4.2.3 Biomarkerfreisetzung nach 24h TruCulture® mit TLR-Liganden

Nach einem Konzept von Hotchkiss [34] und Oberholzer [47] durchlaufen Patienten drei verschiedene immunpathophysiologische Phasen. Das SIRS geht über in ein MARS und endet im CARS, siehe Seite 1 und 2. Die dieser Studie zugrundeliegenden Daten lassen sich in ein solches Konzept gut einordnen. In Tabelle 8 erkennt man, dass die ex vivo Freisetzung von IL-1ß, IL-6 und TNF-α bei Trauma- und Sepsispatienten auf Stimulation mit LPS hin niedriger ist als jene der Kontrollgruppe. Dieser Effekt ist auch als Endotoxintoleranz bekannt und bereits 1946 von Paul Beeson [9] beschrieben. Hierunter wird eine Herunterregulation der pro-inflammatorischen

Biomarkerfreisetzung unter erneuter LPS Exposition verstanden [25].

Es ist davon auszugehen, dass die Sepsispatienten dieser Studie durch LPS Freisetzung aus gramnegativen Bakterien TLR4-Stimulation in vivo erfahren haben. Die zweite ex vivo Stimulation von TLR4 durch seinen Liganden im TruCulture® System zeigte eine Toleranzentwicklung, die sich in einer verminderten Biomarkerausschüttung von IL-1ß, IL-6, TNF-α, IL-12p40 und IFN-γ bemerkbar machte. Desweiteren konnten in dieser Arbeit gegenüber der Kontrollgruppe verminderte Werte von Chemokinen wie MIP-1α, MCP-1 und Metalloproteinasen wie MMP-3 und MMP-9 nach 24h TruCulture® mit LPS Stimulation nachgewiesen werden. IL-8 wurde vermehrt nach LPS Stimulation freigesetzt. Die Tabelle 8 zeigt, dass anti-inflammatorische Biomarker wie IL-10, IL-1RA und sTNF-RII nach LPS Stimulation bei Sepsispatienten gegenüber der Kontrollgruppe erhöht sind. Diese hypoimmunen Phänomene passen zu einem CARS, d.h. die Immunantwort wird von anti-inflammatorischen Biomarkern dominiert, während pro-inflammatorische Biomarker vermindert freigesetzt werden. Die Hemmung des inflammatorischen Prozesses nach einer initialen pro-inflammatorischen Antwort könnte ein Mechanismus sein die Autodestruktion zu limitieren [43].

Härter et al [32] konnten zeigen, dass polymorphkernige Granulozyten und Monozyten von Sepsispatienten Heraufregulationen der TLR2- und TLR4- Expression aufweisen. Die Toleranz ist also nicht durch eine Desensitisierung von TLR auf der Oberfläche bedingt. Einige Studien konnten jedoch keine Korrelation zwischen TLR-Oberflächenexpression und Zellaktivität feststellen [55]. Die Sensitivität der Monozyten für LPS ist also nach wie vor erhalten nur die intrazellulären Signalwege sind modifiziert, um die Produktion pro-inflammatorischer Biomarker zu limitieren und eine Produktion anti-inflammatorischer zu bevorzugen [16]. Zhang und Morisson [70] postulieren im Rahmen der Endotoxintoleranz den Begriff der zellulären Umcodierung. Hierunter wird die Herunterregulation von TLR-assoziierten Signalwegen verstanden. Zum Beispiel gibt es negativ regulierende Moleküle wie RP 105, welches die Interaktion von LPS mit TLR4 verhindert [13]. Durch LPS wird desweiteren ein kurzes MyD88 induziert, welches Interaktionen von MyD88 mit IRAK-4 blockiert [16]. Tollip, ein Adaptorprotein, bindet IRAK und hemmt seine Aktivität. Verschiedene Splicevarianten von IRAK (IRAK-M) hemmen die Phosphorylierung von IRAK-1 [13]. PPAR-γ, ein Transkriptionsfaktor, blockiert die Aktivität von NF-kB durch Induktion von IkB-α. Die Translokation von p50/p65-Heterodimeren von NF-kB wird durch eine große Menge an inhibitorischen p50-Homodimeren gehemmt [13]. Eine verkürzte mRNA Stabilität der Zytokine ist ebenfalls mit einer Endotoxintoleranz in Zusammenhang gebracht worden [25]. SIGIRR, ein Mitglied der TLR/IL-1R Superfamilie, ist ein negativer Regulator der Signalwege, die über IL-1 und TLR4-Liganden auf Zellen wirken, die keine Makrophagen darstellen. SOCS-1 wird von LPS-stimulierten Makrophagen freigesetzt und ist ein negativer Regulator der JAK-STAT Signalkaskade

[16]. TRAF4 interagiert und hemmt TRAF6 und Trif-Moleküle. Bestimmte Biomarker im Serum können Hyporeaktivität herbeiführen. Dazu gehören IL-10, TGF-ß, Katecholamine, Prostaglandine und Heat Shock Proteine [16].

Nach 24h TruCulture® mit Poly (I:C), Flagellin, Loxoribin und ODN2006 Stimulation, zeigte sich ebenfalls jeweils eine Toleranzentwicklung. Die Produktion von pro-inflammatorischen Biomarkern gemessen an der gesunden Kontrollgruppe ging nach 24h TruCulture® mit diesen TLR-Liganden jeweils zurück, die anti-inflammatorischen Biomarker nahmen zu. Dieses Phänomen ist in der Literatur als Kreuztoleranz bezeichnet worden. Dobrovolskaia et al [24] prägen die Begriffe der TLR-Homo- und TLR-Heterotoleranz. TLR-Homotoleranz bezeichnet die Verwendung des gleichen TLR-Liganden als zweiten Stimulus. Die ex vivo Stimulation mit LPS, führt also zu einer Homotoleranz, die Stimulation mit einem der anderen TLR-Liganden zu einer Heterotoleranz. Kreuztoleranz bezeichnet die TLR-Heterotoleranz. Die Suppression der Signalmoleküle nach TLR-Stimulation soll dazu führen, dass eine zweite TLR-Stimulation mit einem anderen Liganden, der ähnliche Signalwege aktiviert, indirekt zu einer Toleranz führt. In dieser Arbeit zeigt sich wie bereits bei Dobrovolskaia et al [24] beschrieben die Homotoleranz stärker ausgeprägt als die Heterotoleranz. Verschiedene Signalmoleküle (IRAK-1 Aktivität, IKK-ß Aktivität und NF-kB Bindung) sind bei der Heterotoleranz weniger betroffen [24].

Während nach 24h TruCulture® mit Poly (I:C) (TLR3), Flagellin (TLR5), Loxoribin (TLR8) und ODN2006 (TLR9) eine TLR4-vermittelten Kreuztoleranz zu sehen war, war nach 24h TruCulture® mit Pam3CSK4 (TLR1/2)und FSL-1 (TLR2/6) Stimulation bei Trauma- und Sepsispatienten im Vergleich zu der Kontrollgruppe eine bedeutende Produktionszunahme der Zytokine IL-6, IL-8, IL-12p40, der Metalloproteinase MMP-9, dem Chemokin MIP-1α und der anti-inflammatorischen Biomarker sTNF-RII und IL-1RA, in geringerem Maße auch IL-10. Diese Ergebnisse passen nicht zu der Vorstellung einer Kreuztoleranz. Gerade TLR2 und TLR4 haben einen sehr ähnlichen Signalweg. Der zweite Stimulus mit Pam3CSK4 und FSL-1 nach der LPS (TLR4) Stimulation in vivo sollte zu einer Toleranz führen. Lehner et al [43] beschreiben zum Beispiel das Auftreten einer Kreuztoleranz zwischen TLR4 und TLR2. Allerdings muss berücksichtigt werden, dass die Spezifität bestimmter TLR-Liganden die Beobachtung von Kreuztoleranz beeinflussen kann, z.B. wenn ein Ligand nicht nur einen bestimmten TLR stimuliert, sondern mehrere. Bestandteile gram-positver Bakterien stimulieren TLR2. Dennoch war nach 24h TruCulture® trotz teilweise zusätzlichem gram-positiven Befall der Sepsispatienten weder eine TLR2-Homotoleranz nach sekundärer ex vivo Stimulation des TLR2 noch eine TLR4-TLR2-Kreuztoleranz nach primärer in vivo Stimulation des TLR4 und sekundärer ex vivo TLR2-Stimulation festzustellen. In dieser Studie konnte auch eine erhöhte Reagibilität der Trauma- und Sepsispatienten auf ODN2216 nachgewiesen werden. Sie zeigte sich in einer Überproduktion von sTNF-RII und IL-1RA, aber auch MCP-1, IL-8 und in geringerem Ausmaß auch bei MIP-1α, Eotaxin und IL-18. Unter einer anderen TLR9-Liganden Stimulation mit ODN2006 zeigen sich die Monozyten hingegen hyporeaktiv. Das zeigt, dass unterschiedliche Liganden am gleichen Rezeptor die Hypo- oder Hyperreaktivität des Monozyten beeinflussen.

Traumapatienten zeigten nach 24h TruCulture® mit TLR-Liganden Stimulation Ähnlichkeiten in den Biomarkerfreisetzungen mit der Sepsisgruppe. Die Traumapatienten befanden sich in einer SIRS und unterlagen im Gegensatz zur Sepsisgruppe keiner systemischen Infektion. Die Endotoxin-Toleranz wurde nicht durch LPS, sondern durch einen endogenen Stimulus, einem DAMP hervorgerufen. DAMPs sind in der Lage TLR zu stimulieren, vor allem TLR4, und führen zur Zytokinfreisetzung und Erhöhung der TLR4 Expression [21]. Die oben aufgeführten Beobachtungen bei Sepsispatienten trafen genauso für die Trauma-gruppe zu. Nach 24h TruCulture® mit Poly (I:C), Flagellin, Loxoribin und ODN2006 Stimulation, zeigte sich ebenfalls das Phänomen der TLR4-vermittelten Kreuztoleranz. Die Produktion von pro-inflammatorischen Biomarkern gemessen an der gesunden Kontrollgruppe ging nach 24h TruCulture® mit diesen TLR-Liganden jeweils zurück, die anti-inflammatorischen Biomarker nahmen zu. Die erhöhte Biomarkerfreisetzung auf Pam3CSK4 und FSL-1 Stimulation hin zeigten sich hier sogar ausgeprägter. Auch in dieser Gruppe zeigte sich keine TLR2-Kreuztoleranz. Desweiteren setzten die Traumapatienten zwar weniger proinflammatorische Biomarker frei als die gesunde Gruppe, jedoch durchgehend mehr als die Sepsisgruppe. Festzuhalten ist, dass die Immunsuppression weniger stark ausgeprägt war. Antiinflammatorische Biomarker wie TNRII und IL-1RA stellen sich zwar stark erhöht dar, liegen jedoch niedriger als in der Sepsisgruppe. Hierbei lässt sich das Kontinuum von SIRS nach Sepsis unter der Vorstellung einer zunehmenden Anergie der Zellen gut nachvollziehen.

Bei der Interpretation dieser Ergebnisse muss berücksichtigt werden, dass es sich um Vollblut handelte, das ex vivo stimuliert wurde. Auf Grund von mononuklearen und polymorphonuklearen Zellen, die alle Zytokine freisetzen können, sind Vollblutkulturen schwer zu interpretieren. Die Reagibilität der individuellen Population könnte unterschiedlich sein. Dies ist auch der Grund vieler widersprüchlicher Ergebnisse bei Studien mit Vollblut und isolierten Populationen. Das Vorhandensein von anti-inflammatorischen Biomarkern wie IL-1RA, IL-10 oder sTNF-RII im Serum beeinflußt die Zytokin-freisetzung der Leukozyten. Desweiteren spielt der TLR-Ligand eine bedeutende Rolle bei der Beobachtung von Toleranz. Bei der Verwendung von synthetischen Liganden muss man sich im Klaren sein, dass dies keiner reellen physiologischen Situation entspricht [64]. Pam3CSK4 ist ein neuer TLR1/2-Ligand[15] [69]. In Vivo werden Liganden für TLR2 diskutiert [68]. Verwendung unterschiedlicher TLR2-Liganden [27] kann z.B. auf Grund unterschiedlicher

Affinität zum Rezeptor und damit die durch Rezeptor-Liganden Interaktion stimulierte Signaltransduktionskette beeinflussen

Die Ergebnisse beweisen eine Kreuztoleranz verschiedener TLR-Liganden bei SIRS, aber auch bei Sepsis, welche offensichtlich unabhängig ist von der Struktur, Lokalisation (Plasmamembran oder endosomal) und der Signaltransduktionskette, welche für die unterschiedlichen TLR-Liganden beschrieben ist. Die in dem TruCulture® System beobachtete Kreuztoleranz ist auch nicht mit einer Suppression von Signalmolekülen (MyD88, IRAK, IKK, NF-kB) zu erklären. Sie ist bei SIRS weniger ausgeprägt als bei Sepsis.

4.2.4 Unterschiede in der Biomarkerfreisetzung nach 24h TruCulture® mit TLR-Liganden

Tabelle 8 und 9 weist auf Unterschiede in der Biomarkerfreisetzung zwischen der Trauma- und Sepsisgruppe nach 24h TruCulture® mit TLR-Liganden Stimulation hin. Sepsispatienten setzten im Median nach Loxoribin (TLR8) und ODN2216 (TLR9) Stimulation mehr IL-8 frei als die Traumagruppe. Nach ODN2006 (TLR9) Stimulation zeigen Sepsispatienten im Median höhere sTNF-RII Freisetzungen. ODN2216 (TLR9) Stimulation führte in der Sepsisgruppe zu höheren Medianwerten von IL12p70 als in der Traumagruppe. Die Traumagruppe setzten nach 24h TruCulture® mit Pam3CSK4 (TLR1/2) Stimulation im Median höhere MMP-9, MCP-1, MIP-1α, IL-1ß, TNF-α und IL12p40 Konzentrationen frei als Sepsispatienten. Die Stimulation mit FSL-1 (TLR2/6) im TruCulture® System führte zu höheren Medianwerten von MMP-9, MMP-3, MCP-1, MIP-1α und IL12p40. Im Mann-Whitney-U-Test wurden die höhere IL12p40 Freisetzung von Traumapatienten mit Pam3CSK4 (TLR1/2) Stimulation und die höhere MCP-1 Freisetzung unter FSL-1 (TLR2/6) als signifikant unterschiedlich eingestuft. Sepsispatienten zeigten signifikant höhere IL-8 Freisetzungen unter ODN2216 (TLR9) Stimulation. Daraus ergeben sich Hinweise, dass bei Sepsispatienten endosomale TLR wie TLR7, TLR8 und TLR9 sensibilisiert werden, während sich bei Traumapatienten transmembranäre TLR wie TLR1, TLR2 und TLR6 empfindlicher zeigen. TLR7, 8 und 9 sind durch ihre endosomale Lage intrazellulär abgeschottet und es existieren Regulationsmechanismen, um die Herkunft eines DNA- oder RNA-Fragmentes zu bestimmen [8]. Zum Beispiel erkennt TLR9 nur methylierte CpG-ODNs, welche nur bei Bakterien vorkommen. Bedenkt man jedoch, dass endosomale TLR mit der Detektion von Nukleinsäure das Risiko einer autoimmunen Reaktion tragen [8], könnte die Hyporeaktivität der endosomalen TLR ein Schutz vor Reaktionen auf die bei Gewebeschäden bei Traumapatienten freigesetzen Stoffe (Selbst-Nukleinsäure, Hyaluronsäure, HMGB-1) sein. Eine andere Erklärungsmöglichkeit wäre, dass Sepsispatienten durch die Bakteriämie intrazellulär bakterielle DNA bzw. RNA freisetzen und dadurch TLR7, 8 und 9 am Inflammationsgeschehen mehr beteiligt sind als bei Traumapatienten.

4.2.5 HMGB-1 im Plasma und nach 24h TruCulture® ohne TLR-Ligand

HMGB-1 ist ein 25 kDa schweres globuläres, chromosomales Protein, das aus 215 Aminosäuren besteht und in verschiedenen Spezies hochkonserviert ist und im Zellkern DNA-gebunden vorkommt [11]. HMGB-1 wird von Monozyten und Makrophagen auf Stimulation mit TNF-α, IL-1ß oder LPS hin aktiv sezerniert. Während IL-1ß und TNF-α innerhalb von Minuten sezerniert werden, benötigt die Sekretion von HMGB-1 auf einen LPS Stimulus hin sowohl in vivo als auch in vitro mehrere Stunden (18-24h), weshalb es als später Biomarker bezeichnet wird [5]. Diese Stimuli führen zur Acetylierung von Lysinresten im HMGB-1 Molekül. Dies bewirkt eine Akkumulation von HMGB-1 im Zytoplasma und hemmt den erneuten Eintritt in den Zellkern. Nach Aufnahme von HMGB-1 durch sekretorische Endolysosomen, wird es durch Fusion mit der Zellmembran freigesetzt, wobei hier ATP nötig ist [24]. HMGB-1 wird von nekrotischen Zellen jeglicher Abstammung passiv freigesetzt, wenn diese ihre Membranintegrität verlieren. Hier nimmt HMGB-1 die Rolle eines frühen Initiators ein. HMGB-1 wird hier in einer nicht acetylierten Form freigesetzt.

Bereits erwähnt wurde die Funktion als DAMP für TLR2, TLR4 und RAGE bei SIRS und Sepsis [11]. Hier nimmt es die Funktion eines pro-inflammatorischen Biomarkers ein, indem es über diese Rezeptoren Makrophagen zur Sekretion von TNF-α und anderen pro-inflammatorischen Zytokinen stimuliert. Eine bedeutende Rolle spielt es auch bei der Gewebsregeneration z.B. aktiviert es Stammzellen, unterstützt Migration und Wachstum von Endothelzellen und besitzt angiogenetische Aktivität. Im Rahmen von Sepsis ist HMGB-1 als ein die Sepsisletalität erhöhender Faktor bezeichnet worden, da es durch Permeabilitätserhöhung die Barrierefunktion von Epithelien aufhebt und damit eine Organdysfunktion hervorrufen kann [11]. 50% der unter HMGB-1 auftretenden Epithelzelldysfunktion wird über RAGE, einem Rezeptor für glykolisierte Endprodukte, vermittelt [5].

Es sind bisher wenige Studien mit Daten von HMGB-1-Levels im Plasma von SIRS und Sepsis veröffentlich. Die hier erhobenen HMGB-1 Daten zeigten im heparinisierten Plasma höchste Medianwerte in der Sepsisgruppe, mittlere Medianwerte in der Traumagruppe und niedrigste in der Kontrollgruppe. Tabelle 25 zeigt HMGB-1 Werte aus heparinisiertem Plasma, das nach der Blutabnahme abgenommen und eingefroren wurde. Vergleicht man diese HMGB-1 Konzentrationen mit denen nach 24h TruCulture® ohne TLR-Ligand, siehe Tabelle 26, so finden sich bei den gleichen Probanden höhere HMGB-1 Konzentrationen. 24h TruCulture® führt durch ablaufenden Zellzerfall demnach zu erhöter HMGB-1 Ausschüttung oder Freisetzung. Die hohen HMGB-1 Werte im heparinisierten Plasma von Donor 8 und 9 sowie Donor 16 und 17 in Tabelle 25 lassen sich durch eine verlängerte Zeitspanne zwischen der Blutabnahme und des Einfrierens des Plasmas, unter der Vorstellung eines ablaufenden Zellzerfalls, erklären. Dafür spricht auch, dass die Blutabnahme von Donor 8, 9 und die von Donor 16, 17 jeweils an einem Tag stattfanden. Lyse normaler Zellen nach

Einfrieren und Auftauen führt zu einem Proteinmix, der ebenfalls HMGB-1 Freisetzung aktivieren kann [5]. Donor 6 und 7 zeigten in der Sepsisgruppe auffällig niedrige Werte. Hier stellt sich die Frage, ob die Blutabnahme zu früh nach Sepsiseintritt stattfand und sich daher die Werte eines späten pro-inflammatorischen Biomarkers so niedrig darstellten Die Höhe des HMGB-1 Wertes korrelierte nicht mit dem Sepsisausgang. Eine Prognose des Verlaufs durch eine Einzelmessung von HMGB-1 allein war nicht möglich. Es besteht die Notwendigkeit weiterer Studien mit engmaschigen HMGB-1 Messungen im Verlauf um die Bedeutung als Prognosefaktor zu eruieren. Die erhobenen Daten weisen auch auf die Bedeutung von 24h Inkubation im TruCulture® System und Präparation für die Bestimmung des HMGB-1 Levels hin.

4.2.6 HMGB-1 und RAGE nach 24h TruCulture® mit TLR-Liganden

Als nächstes wurden die Unterschiede in der HMGB-1-Freisetzung nach 24h TruCulture® mit verschiedenen TLR-Liganden gemessen. Die Daten bestätigen LPS als einen Stimulus für eine vermehrte HMGB-1 Sekretion bei Gesunden [11]. Der beispielhafte Traumapatient zeigte nach LPS Stimulation keine HMGB-1 Erhöhung. Vielmehr zeigte er gemessen an dem HMGB-1 Wert nach 24h TruCulture® ohne TLR-Ligand erniedrigte Werte nach ODN2216, Poly (I:C) und Loxoribin Stimulation. Hier wird auf die Möglichkeit von existierenden Autoantikörpern oder inhibierenden Faktoren, die die Messung mit der ELISA Methode beeinträchtigen können, verwiesen [29]. Ebenfalls wenig alterierend zeigten sich die HMGB-1 Werte nach 24h TruCulture® mit verschiedenen TLR-Liganden bei dem gesunden Probanden nach ex vivo p38 MAPK Inhibition. Deutliche Variationen nach 24h TruCulture® mit den einzelnen TLR-Liganden hingegen zeigten gesunde Probanden. Die Daten suggerieren eine Beteiligung von p38 MAPK an der Stimuli induzierten HMGB-1 Freisetzung von HMGB-1. Es gibt Hinweise, dass HMGB-1 über einen positiven Feedback-Mechanismus seine eigene Transkription vermutlich unter Beteiligung von p38 MAPK, Phosphatidylinositol 3-Kinase/Akt und ERK1/2 Signalwegen stimulieren kann [5]. Nach 24h TruCulture® mit ODN2216 Stimulation ergaben sich sowohl bei Gesunden als auch bei dem Traumapatienten und dem gesunden Probanden nach ex vivo p38 MAPK Inhibition HMGB-1 Konzentrationen unter 5 µg/l, nicht jedoch unter ODN2006 Stimulation. Dies könnte unterschiedliche Ursachen haben. HMGB-1 bindet an CpG-A Sequenzen wie ODN2216, nicht jedoch an CpG-B Sequenzen wie ODN2006 [61]. HMGB-1-CpG-A-Komplexe führen zu einer Assoziation von RAGE mit TLR9 und einer Rekrutierung von MyD88 Molekülen. Desweiteren zeigen sie eine erhöhte Affinität für RAGE und erhöhen die TLR9 vermittelte Interferon-α und TNF-α Freisetzung von pDC. B-Zellen exprimieren ebenfalls TLR9 und werden durch die Komplexe zur Proliferation angeregt [41]. ODN2216 ist demnach als Kofaktor von HMGB-1 beschrieben, der zu einer verstärkten pro-inflammatorischen Immunantwort über TLR9 führt. Fraglich ist, ob der hier verwendete ELISA Antikörper gebundenes HMGB-1 detektieren kann. Ist eine Detektion der Komplexe nicht möglich, fallen die HMGB-1 Werte dementsprechend niedriger aus. In einer zweiten Erklärungsmöglichkeit müsste man ODN2216 als inhibierenden Faktor heranziehen. Ethylpyruvat, Nikotin und Ghrelin sind als Inhibitoren der HMGB-Sekretion beschrieben worden [20]. Ethylyruvat ist ein stabiles lipophiles Pyruvatderivat, das in einem *Cecal Ligation and Puncture* Sepsismodell die Letalität senkte, indem es unter anderem die Konzentration des systemischen HMGB-1 erniedrigte [24]. Ethylpyruvat wird derzeit in prä-klinischen Untersuchungen gegen Sepsis getestet [57]. Nikotin ist ein selektiver cholinerger Agonist und hemmt die HMGB-1 Freisetzung, indem es über den Transmitter Acetylcholin die Makrophagenfunktion supprimiert. Makrophagen exprimieren einen α7-nikotinergen Acetylcholinrezeptor. Dies eröffnet die Möglichkeit einer neuronalen Regulation der Inflammation über den Vagusnerv [57]. Ghrelin ist endogenes Neuropeptid und ein potenter immunmodulierender Faktor, der direkt die Sekretion von frühen und späten inflammatorischen Biomarkern in der Sepsis hemmt, bakterizide Effekte hat und insbesondere HMGB-1 herunterreguliert. Hierbei wird insbesondere in Makrophagen die Sekretion von HMGB-1 gehemmt, indem seine Translokation ins Zytoplasma verhindert wird. In experimentellen Systemen ebenfalls erfolgreich zeigten sich polyklonale HMGB-1 Antikörper und ein künstliches HMGB-1 A-box Protein, welches sich wie ein kompetitiver Inhibitor verhält, da es an RAGE bindet ohne es zu aktivieren [11]. Die aktive Bindungsdomäne von HMGB-1 ist das HMGB-1 Box B Protein. In diesem Zusammenhang könnte ODN2216 als ein inhibierender Faktor für eine HMGB-1 Freisetzung gesehen werden und eine Therapiemöglichkeit zur Senkung der Sepsisletalität darstellen. Der Rezeptor RAGE zeigte sich ebenfalls unter ODN2216 Stimulation erniedrigt. Dies könnte einerseits auf eine erhöhte Bindungsaffinität der HMGB-1-ODN2216 Komplexe zurückzuführen sein, welches das freie RAGE reduziert oder anderseits eine Hemmung der Freisetzung von RAGE durch ODN2216 als eine Art Inhibitor.

4.2.7 Rezeptor-Ligand Ratios
4.2.7.1 Verhältnis von TNF-α zu sTNF-RII

Vor 30 Jahren wurde TNF als ein Zytokin entdeckt, das signifikante Zytotoxizität auf Tumorzelllinien aufweist, indem es Tumornekrose auslöst [66]. TNF-α ist einer der wichtigsten proinflammatorischen Biomarker und spielt eine Schlüsselrolle bei der Entwicklung des septischen Schocks. TNF wird primär als ein Typ II Transmembranprotein angelegt. Die lösliche Form von TNF wird dann durch proteolytische Spaltung durch das TNF-α converting enzyme (TACE) gewonnen. TNF-α agiert über TNF-RI und TNF-RII, wobei beide sowohl die lösliche als auch die membrangebundene Form von TNF-α binden können, wobei die lösliche Form überwiegend TNF-RI stimuliert. Ein weiterer Unterschied zwischen diesen zwei Rezeptoren ist, dass TNF-RI konstitutiv in allen Geweben exprimiert wird, während die Expression von TNF-RII stark reguliert wird und nur in lymphatischen Zellen vorkommt. Durch proteolytische Spaltung der extrazellulären Domänen entstehen die löslichen Formen von TNF-RI und TNF-RII, welche anti-inflammatorisch wirksam sind, indem sie an TNF-α binden aber keine Signaltransduktion einleiten. Die intrazelluläre Domäne von sTNF-RI besitzt eine Todesdomäne, die Caspasen aktivieren kann und Apop-tose auslöst. Indirekt ist sTNF-RI auch in der Lage Mitglieder der TNF *Receptor-associated Factor Family* (TRAF) zu rekrutieren und dadurch Genexpression zu aktivieren. Die intrazelluläre Domäne von sTNF-RII rekrutiert direkt TRAF und induziert Genexpression. Indirekt kann er über sTNF-RI Apoptose auslösen. TNF-α induzierte Veränderungen an Endothelzellen zeigen sich an der Erhöhung prokoagulativer Eigenschaften, der Erhöhung der Zelladhäsionsmoleküle und der Stimulation der Freisetzung von Chemoki-nen, die wichtig für die Transmigration von Lymphozyten sind [10]. Auf der einen Seite können diese Effekte die Proliferation und Verbreitung des Pathogens verhindern, auf der anderen Seite können sie eine perivaskuläre Hämorrhagie, komplette Nekrose und Schock induzieren. Dies hängt nicht nur ab von der Konzentration, sondern auch von der Dauer und dem Ort der Einwirkung [10]. Trotz vielversprechender Tiermodelle bei der Verwendung von TNF-RII Fc IgG Fusionsprotein, zeigten Studien an Menschen unter septischem Schock keine Verbesserung der Mortalität [28]. In dieser Arbeit wurde das Verhältnis von TNF-α zu sTNF-RII im Plasma von Gesunden-, Trauma- und Sepsispatienten nach 24h TruCulture® mit TLR-Liganden beleuchtet. Nach 24h TruCulture® mit LPS Stimulation zeigten Gesunde einen Quotienten von 1:1, 2:1 oder 3:1. Traumapatienten wiesen einen Quotienten von 1:10 auf. Sepsispatienten hatten eine Ratio von 1:100. Das Verhältnis von TNF-α zu sTNF-RII war charakteristisch für jede Gruppe. Dies eröffnet die Möglichkeit über die Ermittlung des Vehältnisses Patienten mit einer SIRS von denen mit einer Sepsis zu unterscheiden. Die Gründe hierfür könnten, wie Johnson et al [39] beschreiben, an einem einzigartigen Genexpressionsprofil von Sepsispatienten liegen. Dazu gehört die Heraufregulation von bestimmten Genen der TLR Rezeptorsignalwege, p38 MAPK, Zytokinrezeptoren und etc.

sTNF-RII zeigte sich in der Trauma- und Sepsisgruppe bereits im heparinisierten Plasma erhöht, TNF-α Konzentrationen dagegen zeigten sich sehr niedrig. Der moderate Anstieg von TNF-α und der starke Anstieg von sTNF-RII nach 24h TruCulture® mit LPS Stimulation deutet auf eine Umkehr von einer bei Gesunden vorkommenden pro-inflammatorischen Antwort oder einer homeostatischen sowohl pro- als auch anti-inflammatorischen Reaktion hin zu einer dominierenden anti-inflammatorischen Antwort bei Trauma- und Sepsispatienten. Eine Disbalance von TNF-α zu sTNFRII Produktion hat sich entwickelt. Eine immunsuppressive Reaktion ist aufgetreten. Eine Therapie mit sTNF-RII bei Sepsis wäre nur in einem frühen exarzerberierten proinflammorischem Stadium sinnvoll. Das Scheitern der bisherigen Studien mit sTNF-RII Agonisten ist womöglich zurückzuführen auf den Zeitpunkt des Therapiebeginns. Es fehlt auch jegliches Wissen über die Konzentration, welche notwendig wäre, um die deletiösen Effekte von TNF-α im Gewebe zu antagonisieren [17]. Die Unterschiede im Verhältnis von TNF-α zu sTNF-RII sind in der gesunden Kontollgruppe am ehesten durch Polymorphismen von TNF-α bedingt [45]. Eine Überlegung wäre, ob eine initial starke pro-inflammatorische Antwort im Verhältnis von 3:1 eines Gesunden eine protektive Funktion hat und einen Sepsisschutz darstellt. Andererseits darf nicht unberücksichtigt bleiben, dass Sepsis und Trauma dynamische Prozesse sind und sich Zytokine und Rezeptoren im Plasma stetig verändern.

4.2.7.2 Verhältnis von IL-1ß zu IL-1RA

Die IL-Familie besteht aus drei strukturell ähnlichen Polypeptiden: IL-α, IL-ß und IL-1RA. IL-1-α ist ein Precursor-Molekül, das als solches im Zellplasma verbleibt oder in die Zellmembran integriert wird. Ein kleiner Teil von IL-1-α wird extrazellulär freigesetzt, wo es durch unspezifische Proteasen gespalten wird und in die reife Form übergeführt wird. IL-1-α zeigt sich bereits als Precursor biologisch aktiv [51]. Die hier bestimmten IL-1-α Werte im heparinisierten Plasma und nach 24h TruCulture® ohne TLR-Ligand zeigten sich in allen drei Gruppen äußerst niedrig und wurden deshalb im Ergebnisteil nicht aufgenommen. IL-1ß ist ebenfalls ein Precursor-Molekül, das entweder passiv während des Zelltods oder der Lyse in den Extrazellulärraum freigesetzt wird oder aktiv durch Exozytose und aktiven Transport. Das IL-1ß konvertierende Enzym wandelt IL-1ß in die biologisch aktive reife Form um. Die IL-1ß Werte zeigten sich in allen Gruppen im heparinisierten Plasma und nach 24h TruCulture® äußerst niedrig.

Es sind zwei Rezeptoren für IL-1 bekannt. IL-1 Rezeptor Typ I und IL-1 Rezeptor Typ II gehören beide zur Immunglobulin Superfamilie. Während an den IL-1 Rezeptor Typ I IL-1-, IL-1ß und IL-1RA mit hoher Affinität binden, bindet an den IL-1 Rezeptor Typ II ausschließlich IL-1ß. Der wesentliche Unterschied dieser Rezeptoren besteht vor allem darin, dass nach Bindung von IL-1 ersterer Rezeptorkomplex stark internalisiert und wenig degradiert wird und dadurch Signaltransduktion initialisieren kann, zweiterer hingegen wenig internalisiert und stark degradiert wird [51]. Deshalb werden IL-1RA und IL-1 Rezeptor II als Inhibitoren von IL-1ß angesehen. Daneben existieren lösliche Formen von IL-1 Rezeptor Typ I und II, die die Bindung von IL-1 an den zellgebundenen Rezeptor verhindern. IL-1RA ist ein kompetitiver Inhibitor von IL-1-α und IL-1ß, der mit der gleichen Affinität an den IL-1 Rezeptor Typ I bindet, aber keine agonistische Aktivität besitzt.

Während die Konzentrationen von IL-1ß im heparinisierten Plasma und nach 24h TruCul-ture® ohne TLR-Ligand Stimulation in allen Gruppen nahezu nicht detektierbar waren, zeigten sich die IL-1RA Konzentrationen in der Trauma- und Sepsisgruppe stark erhöht. Die IL-1RA Konzentration zeigte sich in diesen beiden Gruppen im heparinisierten Plasma und nach 24h TruCulture® ohne TLR-Ligand Stimulation bedeutend höher. Bei manchen Probanden zeigte sich die Inkubation im TruCulture® System als starker Anreiz IL-1RA freizusetzen. Das Verhältnis von IL-1 zu IL-1RA ist bei Trauma- und Sepsispatienten in einer Inbalance zu gunsten der anti-inflammatorischen Immunantwort verschoben.

IL-1 spielt eine zentrale Rolle in der Pathogenese von Sepsis, septischem Schock und Organversagen. IL-1 vermittelte Immunantwort führt zu Fieber, Rekrutierung und Aktivierung von Neutrophilen, Makrophagen und natürlichen Killerzellen, erhöhten Synthese von Akute Phase Proteinen, Leukopenie, erhöhte vaskuläre Permeabilität, Hypotension und Multiorganversagen [51]. Verschiedene Studien konnten belegen, dass IL-1 die Toxizität von TNF-α steigert [65]. Demnach müsste eine Hemmung von IL-1 zu einer Verbesserung der Mortaltität führen.

Die Ergebnisse dieser Arbeit weisen darauf hin, dass Trauma- und Sepsispatienten selbst Gegenregulationsmechanismen einleiten, um eine übermäßige inflammatorische Immunantwort zu verhindern. Nach 24h TruCulture® mit LPS Stimulation ergab bei gesunden Probanden eine Erhöhung von IL-1ß und IL-1RA in gleichem Maße mit einem Verhältnis von IL-1 zu IL-1RA von 1:1, 2:1 und 6:1. Traumapatienten hatten ein Verhältnis von 1:10 und Sepsispatienten ein Verhältnis von 1:100. Das Verhältnis war für jede Gruppe charakteristisch. Größte Unterschiede im Verhältnis weisen Gesunde auf. In den anderen beiden Gruppen unterscheiden sich die Verhältnisse einer Patientenreihe minimal.

Die niedrigen Plasmakonzentrationen von IL-1ß bei Trauma- und Sepsispatienten im heparinisierten Plasma deuten bereits darauf hin, dass sich diese Probanden in der späten Phase der Sepsis befinden. Eine Neutralisierung von IL-1 durch Therapie mit IL-1RA erscheint hier nicht sinnvoll, da einerseits der IL-1 Peak in der frühen Phase der Sepsis bereits abgeflacht ist und deren Folgen bereits eingetreten sind und sich andererseits die Freisetzung von IL-1RA im heparinisierten Plasma und nach 24h TruCulture® mit TLR-Ligand Stimulation bereits stark erhöht zeigt. Dies könnte erklären, warum klinische Studien mit IL-1RA das Überleben bei Sepsispatienten im späten Stadium nicht verbesserten. Der Therapiezeitpunkt könnte eine entscheidende Rolle spielen. Desweiteren könnte die schwere der Erkrankung wichtig für die Wirksamkeit der Therapie sein. Therapieansätze mit IL-1RA in Tiermodellen mit Sepsis und septischem Schock zeigten sich in sublethalen Endotoxämie-modellen uneffektiv [51]. Fisher et al [28] konnten jedoch in einem lethalen E.coli Endo-toxämie-Tiermodell ein verbessertes Überleben, seltenere Hypotensionen und verringerte IL-6 Freisetzung zeigen. Eine Studie an Menschen mit Sepsis und einem erhöhten Risiko von über 24% zeigte in der Phase Drei jedoch kein erhöhtes Überleben und wurde abrupt abgebrochen. Alix Ashare et al [7]weisen auf die Gefahren einer ant-inflammatorischen Therapie mit IL-1RA hin und konnten eine lineare Erhöhung der bakteriellen Beladung bei Erhöhung des Verhältnisses von IL-1RA / IL-1ß in einem Mausmodell feststellen, die mit einer schwereren Infektion einherging. Ein Therapieansatz mit IL-1RA sollte demnach nur in einer frühen Phase der Sepsis bei exazerberierter pro-inflammatorischer Immunantwort (IL-1ß, IL-6, TNF-α) in Erwägung gezogen werden. In der späten Phase der Sepsis jedoch sollte eher an eine Therapie mit proinflammatorischen Biomarkern gedacht werden, um einer Erhöhung der bakteriellen Beladung entgegenzuwirken.

Durchaus erwähnenswert sind individuelle Unterschiede in der IL-1ß und IL-1RA Freisetzung einzelner Patienten. Zu überlegen wäre ob ein Verhältnis von 6:1, das ein Gesunder Proband aufwies, protektiv ist und vor der Entwicklung einer Sepsis schützt. Einige Sepsispatienten zeigten unter LPS Stimulation relativ niedrige IL-1RA Freisetzungen. Hier könnte eine Therapie mit IL-1RA sinnvoll sein. Dies könnte an dem Vorhandensein von genetischen Polymorphismen liegen, auf welche die Patienten vor Therapiebeginn untersucht werden sollten. Alexander P. Rainer et al [52] konnten zeigen, dass die Menge an IL-1RA, die bei ex vivo Stimulation freigesetzt wird, abhängig ist von dem IL 1 RN Genotyp. Homozygotie des IL-1-RN*2 im Intron 2 des IL-1RA Gens ist assoziiert mit erhöhter CRP, IL-6 und Fibrinogen Freisetzung und erniedrigter IL-1RA Freisetzung, welches eine erhöhte Mortalität zur Folge hat [59]. Es sind auch Polymorphismen bekannt bei denen adäquate Mengen an IL-1RA freigesetzt werden, die jedoch völlig funktionslos sind [2]. Gründe für eine exacerberierten IL-1RA bei Sepsispatienten könnten sowohl im Genotyp als auch in Stimuli wie IL-10, TGF-ß, IL-4, IL-13 oder auch in einer veränderten Signaltransduktion bei Endotoxintoleranz gesucht werden. Dynamische Prozesse wie Trauma und Sepsis machen ein simples Eingreifen sehr schwierig.

4.2.8 24h TruCulture® nach MAPK Inhibitor

Mitogenaktivierte Proteinkinasen (MAPK) sind Serin/Threonin-spezifische Proteine, die zelluläre Aktivitäten regulieren, wie z.B. Genexpression, Mitose, Differenzierung und Apoptose. Derzeit sind vier verschiedene Klassen von MAPK bei Säugern bekannt: *Extra-cellular Signaling Kinases* (ERK1 und 2), *C-jun N-terminal Kinases* (JNK1-3), p38 MAPK und ERK5. Aktivierung von MAPK führt zu Inflammation, Apoptose, Differenzierung und Proliferation [56]. In dieser Arbeit wurde ein p38 MAPK Inhibitor verwendet, deshalb soll im Folgenden nur auf diesen Signalweg eingegangen werden. Zu den Rezeptoren, die einen MAPK Signalweg auslösen können, gehören: G-Protein-gekoppelte Rezeptoren, Zyto-kinrezeptoren, TLR, Wachstumsfaktorrezeptoren und stress-assoziierte Rezeptoren. Die Aktivierung von MAPK benötigt eine dreistöckige Phosphorylierungskaskade. MAPK Kinase Kinasen phosphorylieren MAPK Kinasen und diese phosphorylieren MAPK. Bei der p38 MAPK Aktivierung bedeutet dies im Einzelnen: MLKs/TAK/ASK1 phosphorylie-ren MKK 3/6 und MAPK Kinase 3 und 6 phosphorylieren p38 MAPK. Der MAPK Signalweg ist besonders wichtig für die Produktion verschiedener pro-inflammatorischer Zy-tokine wie TNF-α, IL-1, IL-6 und IL-8 und Integrine. Der p38 MAPK Weg reguliert auch die Expression von Matrixmetalloproteinasen wie MMP-2, MMP-9 und MMP-13 [56]. Er induziert auch Enzyme wie COX2 und iNOS. Diese p38 MAPK vermittelte Immunantwort erfolgt über Regulation der inflammatorischen Gentranskription und –translation. Diese ist MAPK 2 abhängig, welche erst durch die p38 MAPK phophoryliert werden muss. P38 MAPK kann mit Hilfe von MK-2 direkt Transkriptionsfaktoren phosphorylieren, wenn es in den Kern transloziert ist. Die Aktivierung von p38 MAPK und MK-2 führt auch zur Stabilisierung von mRNA Transkripten, die AU-reiche Elemente enthalten, welche sich an der noch nicht translatierten Region befinden und Stabilität vermitteln. Diese Eigenschaften von p38 MAPK haben sie als Angriffspunkt einer anti-inflammatorischen Therapie von inflammatorischen Erkrankungen attraktiv gemacht. In der vorliegenden Arbeit wurden IL-1ß und TNF-α nach 24h TruCulture® mit LPS Stimulation bei einem gesunden Blutspender am bedeutendsten durch ex vivo MAPK Inhibition gehemmt. Eine Herunterregulation durch MAPK Inhibitor bei MMP-2 [56] konnte nicht nachgewiesen werden, vielmehr eine Heraufregulation. Desweiteren konnte eine beachtliche Hemmung von IL-6, IL-8, MMP-9 und MIP-1α und MIP-1ß hervorgerufen werden, nicht aber von MCP-1 und Eotaxin. Besonders auffällig war, dass auch die anti-inflammatorischen Biomarker gehemmt wurden und zwar zwischen 60% und 70%. P38 MAPK Inhibitoren haben daher auch anti-inflammatorische Effekte. Desweiteren zeigten auch hämapoetische Wachstumsfaktoren (GM-CSF, G-CSF) Einbußen von bis zu 100%. Diese Eigenschaften und der Einfluss auf Cytochrome P450 in der Leber [42] verursacht die toxischen Effekte bisheriger in prä- und klinischen Studien ermittelter p38 MAPK Inhibitoren, wie Hepatotoxizität, Kardiotoxizität, Kopfschmerzen, ZNS Toxizität, Hautausschlag, gastrointestinale Symptome und Infektionen [30]. Es wird intensiv daran geforscht, einen sicheren p38 MAPK Inhibitor herzustellen und es wurden bereits über 200 Patente für diesen eingereicht [30]. Der genaue Wirkmechansimus von diesem p38 MAPK Inhibitor wurde von der Pharmaindustrie nicht preisgegeben. Die Gefahren einer Anwendung eines p38 MAPK Inhibitoren am Menschen liegen vor allem in dem breiten Spektrum an Biomarkern, welche durch diesen beeinflusst werden. In dieser Arbeit wird auf die Hemmung der anti-inflammatorischen Biomarker durch diesen p38 MAPK Inhibitor hingewiesen, welche keine Zielvariable darstellen. Die vollständige Hemmung von GM-CSF durch p38 MAPK Inhibitoren hemmt die Stimulation von Stammzellen Granulozyten und Monozyten zu generieren, die anschließend in die Peripherie strömen und ins Gewebe migrieren. Dies ist besonders wichtig für die Bekämpfung von Infektionen. Eine derartige Immunosuppression durch p38 MAPK-Inhibitoren, die sowohl pro-inflammatorische Biomarker als auch hämapoetische Wachstumsfaktoren tangiert, birgt die Gefahr, dass der Bakterienbefall bei Sepsispatienten nicht mehr adäquat bekämpft werden kann und exazerberiert. Th1-Zytokine wie IFN-γ und IL-12p40 wurden durch den p38 MAPK Inhibitor gehemmt, jedoch nicht die Th2-Zytokine. Eine Anwendung von p38 MAPK Inhibitoren sollte deshalb nur bei schwerer Sepsis mit hohem Risiko und in einer frühen Phase mit überschießender pro-inflammatorischer Immunantwort in Betracht gezogen werden.

4.3 Schlussfolgerung

Zahlreiche Studien haben gezeigt, dass Sepsispatienten eine pro-inflammatorische Phase mit exzessiver pro-inflammatorischer Biomarkerfreisetzung durchlaufen, die anschließend in eine anti-inflammatorisch ausgerichtete Biomarkerfreisetzung übergeht und schließlich bei Erholung wieder einen homeostatischen Zustand einnimmt. SIRS und Sepsispatienten zeigten hier beide eine dominante anti-inflammatorische Immunantwort. Es ist also davon auszugehen, dass es sich nicht um frühe Phasen der SIRS oder Sepsis handelte. Dennoch ist die Immunsuppression nach 24h TruCulture® mit LPS Stimulation hin bei SIRS Patienten weniger stark ausgeprägt als bei Sepsispatienten, aber bereits vorhanden. Das Verhältnis von Pro- zu Anti-inflammation bestimmt an IL-1ß / IL-1RA und TNF-α / sTNF-RII unter LPS Stimulation liegt bei 1:10 bei SIRS Patienten und 1:100 bei Sepsispatienten. Bei SIRS-Patienten ist die Anti-inflammation nicht so stark ausgeprägt. Neben den anti-inflammatorischen Biomarkern wie sTNF-RII, IL-1RA und IL-10, die im Plasma ohne Stimulation von Sepsispatienten in besonders hoher Konzentration vorkamen, erwies sich MMP-9 als besonderer Sepsismarker. Neben den Empfehlungen CRP, Procalcitonin und IL-8 für eine Einordnung zu bestimmen [33], wäre es sinnvoll diese Parameter zusätzlich abzunehmen. Das Risiko bei SIRS eine Sepsis zu entwickeln ist während des kompensatorischen anti-inflammatorischen Syndroms besonders hoch. Es prädispositioniert für opportunistische Infektionen, Multiorganversagen und Tod [19]. Mittels des Verhältnisses von Pro- zu Anti-inflammation können Hochrisikopatienten erkannt werden und möglicherweise mit pro-inflammatorischen Zytokinen therapiert werden. Die andere Möglichkeit könnte darin bestehen, in der pro-inflammatorischen Phase bereits anti-inflammatorisch zu therapieren. In Betracht kommen hier lösliche Rezeptoren, wie z. B. IL-1RA, das als Anakinra bekannt ist [18]. Für die physiologische anti-inflammatorische Immunantwort ist zu beachten, dass die Wirkung durch genetische Polymorphismen beeinträchtigt werden kann, wie es z. B. für den IL-1RA bei rheumatoiden Krankheitsbildern[2] und Infektionen [26] beschrieben ist. Die Konzentration von IL-1RA gibt daher nicht direkt Auskunft über die wirksame Blockade bzw. Inaktivierung von IL-1ß [14]. Die Ergebnisse dieser Arbeit zeigen, dass die Immunsuppression kein globales Phänomen ist. Da es sich hier um Vollblut handelte bleibt offen, welche Blutzellen erhöhte Biomarkerfreisetzungen von Trauma- und Sepsispatienten gegenüber der Kontrollgruppe nach 24h TruCulture® mit Pam3CSK4 (TLR1/2) und FSL-1 (TLR2/6) zeigen. Um dies einzugrenzen, müssten Versuche mit einzelnen Zellpopulationen ausgeführt werden. Eine TLR4-vermittelte Kreuztoleranz von TLR2 nach Endotoxinkontakt der Sepsispatienten, wie sie in der Literatur beschrieben ist, konnte nicht festgestellt werden. Es wäre möglich, dass nicht alle Blutzellen dieser Kreuztoleranz unterliegen. Nach 24h TruCulture® mit Poly (I:C) (TLR3), Flagellin (TLR5), Lo-xoribin (TLR8) und ODN2006 (TLR9) hingegen war eine TLR4-vermittelten Kreuztoleranz zu sehen. Diese Beobachtung habe ich mit der Induktion einer Pathogen-spezifischen Toleranz bzw. Anergie erklärt. Kreuztoleranz zeigt sich demnach abhängig vom TLR-Liganden und seiner Spezifität. Sie tritt nicht global auf ist mit einer Suppression der Signalmoleküle allein nicht zu erklären und steht nicht im Zusammenhang mit der Ähnlichkeit von Signalwegen (TLR2 und TLR4). Zu erwähnen ist auch, dass es sich bei Pam3CSK4 und FSL-1 um synthetische Liganden handelt, die so in der Natur nicht vorkommen. Am Beispiel von ODN2216 und ODN2006 erkennt man, dass am gleichen Rezeptor unterschiedliche Liganden verschiedene Zytokinfreisetzungen auslösen. Unter ODN2216 zeigte sich bei Sepsis- und Traumapatienten keine Toleranzentwicklung, viel mehr eine Sensibilisierung. Um dies zu beurteilen, müsste man bestimmen, ob diese Liganden unterschiedliche Affinität zum Rezeptor haben, auf unterschiedliche Blutzellen wirken oder über TLR9 unterschiedliche Signalwege auslösen können. Die Ligand-stimulierten HMGB-1 Konzentrationen liegen im Median bei Sepsispatienten höher als bei SIRS Patienten und sind bei Gesunden am niedrigsten. Daraus folgt, dass es sich bei HMGB-1 um ein Element der Sepsis-spezifischen Biosignatur handelt. Durch die Bestimmung von HMGB-1 Konzentrationen konnte aber nicht auf das Outcome der Sepsispatienten geschlossen werden, was im Rahmen einer größeren Studie zu beweisen wäre. Daraus ist zu schließen, dass es Patienten mit schwerer Sepsis gibt, deren Zustand HMGB-1 getriggert ist, andere schwer erkrankte wiederum weisen niedrige HMGB-1 Konzentrationen auf und unterscheiden sich durch andere klinische Parameter. Die Bestimmung von HMGB-1 über ELISA Antikörper kann vermutlich HMGB-1-ODN2216 Komplexe nicht unterscheiden. Lagerung und Inkubation verändern die Konzentration ebenfalls. Um HMGB-1 Konzetrationen zu beurteilen, sollten Werte im Verlauf bestimmt werden und auch Western Blot-Analysen eingeschlossen werden.

4.4 Ausblick

Die Therapie der Sepsis beschränkt sich auf kausale Maßnahmen wie z.B. die Herdsanierung sowie Antibiotikatherapie und supportive Maßnahmen, wie z.b. die hämodynamische Stabilisierung, Thromboseprophylaxe, Insulintherapie, parenterale Ernährung, Ulkusprophylaxe und Hämodialyse.

Adjunktive Therapiemaßnahmen werden zusätzlich zur Standardtherapie durchgeführt und richten sich spezifisch gegen die pathophysiologischen Prozesse in der Sepsis. Dieses Therapiemodul ist Gegenstand derzeitiger Forschung. Bisher kommen hierbei Glukokortikoide und rekombinantes aktiviertes Protein C zur Anwendung, wobei diese sich nur bei septischem Schock/schwerer Sepsis als vorteilhaft erweisen [53]. Interleukine und TNF-α stimulieren die Freisetzung von Corticotropin-Releasing Hormon und erhöhen damit die Se-rumcortisolspiegel. Cortisol wirkt entzündungshemmend, indem es pro-inflammatorische Interleukine, Granulozyten und Adhäsionsmoleküle hemmt. Zusätzlich hemmt es die Prostaglandinsynthese und wirkt vasokonstriktorisch, indem es die Katecholaminsynthese fördert und die Katecholaminsensibilität der Gefäße erhöht und die NO-Synthetase hemmt [12]. IL-1 und TNF-α induzieren die Expression von Gewebefaktoren in subendothelialen Zellen, welche die Koagulationskaskade aktivieren. Das inaktive Zymogen Protein C wird durch Thrombin in Aktiviertes Protein C überführt und inaktiviert mit Protein S Gerinnungsfaktor Va und IIIa im Rahmen einer negativen Feedback Schleife. Aktiviertes Protein C zeigt auch anti-inflammatorische Effekte. Es hemmt die Freisetzung inflammatorischer Zytokine, indem es die Transduktion von NF-kB Signalwegen hemmt und suprimiert die Migration von Neutrophilen und die Permeabilität von Endothelzellen [57].

Klinische Studien mit TNF-α und IL-1ß, die sich gegen die frühe hyperinflammatorische Immunantwort, welche zu Gewebsschädigung und Organdysfunktion führt, richten, scheiterten und zeigten entweder keine Effekte oder führten teilweise zur Exazerbation von Infektionen. Gründe hierfür liegen möglicherweise in der Heterogenität des Sepsisclientels, die auf die Dynamik der Erkrankung und individuelle genetische Abweichungen in der Immunantwort zurückzuführen sind, und eines zu eindimensionalen Herangehens an die komplexe Pathogenese der Sepsis. Besonders schwierig ist des den richtigen Zeitpunkt einer solchen Therapie zu erwägen. Die Patienten müssen in einer frühen inflammatori-schen Phase sein ohne Folgeschäden der Zytokinfreisetzung, andererseits geht eine verfrühte Intervention mit einem erhöhten Risiko der Exacerbation der Infektion einher. Die hier durchgeführten ex vivo Stimulationsergebnisse mit molekular definierten TLR-Liganden bieten eine vielversprechende Option zur immunologischen Kategorisierung und indivuidual-spezifischen Therapie dieser Patienten.

Innovative Therapieangriffspunkte sind gegen Apoptosevorgänge von Lymphozyten gerichtet. Apoptose von Lymphozyten und Endothelzellen führt zu erhöhter Morbidität bei Sepsis.

Apoptotische Lymphozyten regen andere Immunzellen an anergetisch zu werden. Apoptotische Endothelzellen sollen zur Organdysfunktion bei Sepsis beitragen. Derzeit werden Caspaseinhibitoren und Anti-Apoptosemoleküle wie BCL-2 und Akt erprobt.

Neuronale Suppression der Inflammation durch Stimulation des Nervus vagus mit acetylcholinergen Transmittern sind vor 20 Jahren erstmals postuliert worden und aktuell wieder in Diskussion.

TLR-Antagonisten z.b. gegen TLR4 zeigten sich bereits effektiv in der Prävention und Behandlung von LPS-induziertem septischem Schock im Mausmodell und sind derzeit in präklinischer und klinischen Studien in Erprobung [63]. TLR-Antagonisten haben desweiteren therapeutisches Potential bei Autoimmunerkrankungn und Atherosklerose. TLR-Agonisten sind als anti-allergene, anti-tumoröse Substanzen und Impfadjuvanzien in Entwicklung. Anti-inflammatorische Therapie, sei es durch IL-1RA und sTNF-RII oder durch TLR-Antagonisten, tragen das Risiko der Entwicklung einer Immundefizienz, die sich für bestimmte Sepsispatienten lethal erweisen kann [35]. Eine große Herausforderung wird sein Risko und Nutzen einer TLR-Manipulation abzuwägen und sie sicher anzuwenden.

5 Zusammenfassung

Mit einer neu-etablierten ex vivo Vollblutstimulation (TruCulture®) durch synthetische *Toll-like* Rezeptor (TLR)-Liganden wurde in dieser Arbeit nach der Immunsuppression und den Differenzierungsmöglichkeiten zwischen SIRS und Sepsis gesucht. Exemplarisch wurde geprüft, ob eine p38-mitogenaktivierte Proteinkinase (p38 MAPK) Inhibition eine mögliche Therapieoption für die hyperinflammatorische Phase darstellt. Desweiteren wurde die Frage gestellt, inwiefern Immunsupression in beiden Gruppen global vorkommt oder durch verschiedene TLR-Liganden Stimulationen durchbrochen werden kann. Auf der Basis der erstellten Ergebnisse wurde gefragt, wie sinnvoll verschiedene neue Therapieansätze wie anti-Interleukin (IL)-1 Antikörper, anti-Tumornekrosefaktor (TNF)-α Antikörper, anti-*High-mobility Group Protein* (HMGB)-1 Antikörper oder p38 MAPK Inhibitoren zur Behandlung der Sepsis eingesetzt werden können.

21 Probanden waren an dieser Studie beteiligt. Es wurden 5 gesunden Kontrollen, 9 Patienten mit SIRS und 7 Patienten mit Sepsis Blut abgenommen und ex vivo 24h mit 9 verschiedenen TLR-Liganden und einer Positivkontrolle inkubiert. Anschließend wurden über 80 Zytokine und Liganden mit Hilfe einer *Microsphere-based Multiplexed Analysis* bestimmt. Gesondert wurden Plasmazytokine und HMGB-1 Konzentrationen der Probanden ohne Stimulation ermittelt. Bei zwei Gesunden und einem Traumapatienten wurde die HMGB-1 Konzentration nach TruCulture® Stimulation ermittelt. Bei einer gesunden Kontrolle wurde eine zweite Testreihe mit ex vivo Zugabe eines p38 MAPK Inhibitors erstellt.

In den Biomarkerprofilen nach TruCulture® ohne TLR-Ligand zeigten sich in der Sepsisgruppe einzigartige Erhöhungen von Metalloproteinase (MMP)-9, IL-18, IL-8 und löslicher Tumornekrosefaktor Rezeptor Typ 2 (sTNF-RII), die SIRS Patienten nicht aufwiesen. Nach TruCulture® zeigten Sepsispatienten gegenüber Traumapatienten eine gesteigerte Empfindlichkeit endosomaler TLRs, während Traumapatienten eine gesteigerte Reaktion transmembranärer TLRs aufwiesen. Das mit verschiedenen TLR-Liganden ex vivo stimulierte Vollblut von SIRS und Sepsispatienten wies eine verminderte Freisetzung nach Stimulation mit *Polyinosinic-polycytidylic acid* (Poly (I:C)), Lipopolysaccharid (LPS), Flagellin, Loxoribin und Oligodeoxynukleotide (ODN)2006 gegenüber der Kontrollgruppe auf. Dies betraf insbesondere die Freisetzung von IL-1ß, IL-6, Tumornekrosefaktor (TNF)-α, *Makrophage-inflammatory* Protein (MIP)-1α, MIP-1ß, *Monocyte Chemoattractant Protein* (MCP)-1, MMP-3 und MMP-9. Unter ex vivo Stimulation mit *Tripalmitoylated Bacterial Lipopeptide* (Pam3CSK4) und *Fibroblast-stimulating Lipopeptide (*FSL)-1 wiesen SIRS und Sepsispatienten höhere IL-6, IL-8, IL-12p40, MMP-9, MIP-1α, MIP-1ß, MCP-1, sTNF-RII, IL-1 RA und IL-10 Konzentrationen auf als die gesunde Kontrollgruppe nach Stimulation. Die anti-inflammatorischen Biomarker sTNF-RII und IL-1RA wurden von SIRS und Sepsispatienten unter allen TLR-Liganden-spezifischen Stimulationsbedingungen übermäßig freigesetzt. Nach 24h TruCulture® mit TLR9- (ODN2216) Stimulation war HMBG-1 deutlich erniedrigt, was mit der Scavengerfunktion des unmethylierten Oligonukleotids ODN2216 erklärt werden kann. Ein wichtiges Resultat der hier durchgeführten Arbeit ist die diagnostische Wertigkeit von dem errechneten Verhältnis von Zytokin-Liganden und ihren löslichen Rezeptoren von IL-1ß und IL-1RA sowie TNF-a und sTNF-RII wiesen für jede Gruppe ein charakteristisches Verhältnis auf, das nach 24h TruCulture® mit LPS Stimulation bei Gesunden 1:1, bei SIRS 1:10 und bei Sepsispatienten 1:100 betrug. Der p38 MAPK Inhibitor führte nach 24h TruCulture® mit LPS bei einem gesunden Probanden zu erniedrigten Konzentrationen von IL-1, IL-6 und TNF-α; sowie geringere Chemokine, hämapoetische Wachstumsfaktoren und anti-inflammatorische Biomarker.

Die Ergebnisse beweisen eine Kreuztoleranz verschiedener TLR-Liganden bei SIRS, aber auch bei Sepsis, welche offensichtlich unabhängig ist von der Struktur, Lokalisation (Plasmamembran oder endosomal) und der Signaltransduktionskette, welche für die unterschiedlichen TLR-Liganden beschrieben ist. Die in dem TruCulture® System beobachtete Kreuztoleranz ist auch nicht mit einer Suppression von Signalmolekülen (MyD88, IRAK, IKK, NF-kB) zu erklären. Sie ist bei SIRS weniger ausgeprägt als bei Sepsis. Während die Immunantwort Gesunder eine Balance zwischen Pro- und Anti-inflammation zeigt, ist die Immunantwort von SIRS nach Sepsis hin zunehmend in Richtung Anti-inflammation verschoben, wobei das Verhältnis für jede Gruppe charakteristisch zu sein scheint. Der TLR9-Ligand ODN2216 verhält sich in der TruCulture® wie ein ein HMGB-1 Inhibitor und könnte damit als therapeutische Option für die Hyperinfllammation (unter Beachtung der technischen Einschränkungen bei der Detektion von HMBG-1) diskutiert werden. Die Anwendung von p38 MAPK Inhibitoren ist auf Grund des breiten Wirkspektrums und fehlender Spezifität als nicht sicher einzustufen. Auch unter dem Aspekt der diagnostischen Wertigkeit der hier im TruCulture® System erarbeiteten Ratios von IL-1ß/IL-1RA sowie TNF-a/sTNF-aRII könnte die Anwendung von IL-1RA und TNF-α blockierenden Biologika bei früher exazerbierter pro-inflammatorischer Immunantwort erwogen werden.

6 Literaturverzeichnis

1. ACCP/SCCM Consensus Conference Committee: *Definition for sepsis and organ failure and guidelines for the use of innovative therapies in sepsis.* Crit Care Med 20: 864-874 (1992)

2. Agrawal S, Srivastava R, Sharma B, Pandya S, Misra R, Aggarwal A: *IL1RN*2 allele of IL-1receptor antagonist VNTR polymorphism is associated with susceptibility to ankylosing [corrected] spondylitis in Indian patients.* Clin Rheumatol 27: 573-576 (2008)

3. Akira S, Yamamoto M, Takeda K: *Role of adapters in Toll-like receptor signalling.* Biochem Soc Trans 31: 637-642 (2003)

4. Akira S, Takeda K, Kaisho T: *Toll-like-receptors: critical proteins linking innate and acquired immunity.* Nat Immun 2: 675-680 (2001)

5. Andersson U, Tracey KJ: *HMGB-1 in Sepsis.* Scand J Infect Dis 35: 577-584 (2003)

6. Arancibia S, Beltran CJ, Aguirre IM, Silva P, Peralta AL, Malinarich F, Marcela A: *Toll-like Receptors are Key Participants in Innate Immune Responses.* Biol Res 40: 97-112 (2007)

7. Ashare A, Powers LS, Butler NS, Doerschug KC, Monick MM, Hunninghake GW: *Antiinflammatory response is associated with mortality and severitiy of infection in sepsis.* Am J Physiol Lung Cell Mol Physiol 288: 633-640 (2005)

8. Barton MG, Kagan CJ: *A cell biological view of Toll-like receptor function: regulation through compartmentalization.* Nat Rev Immun 10: 2587-2595 (2009)

9. Beeson PB: *Development of tolerance to typhoid bacterial pyrogen and its abolition by reticuloendothelial blockade.* Proc Soc Exp Biol Med 61: 248-250 (1946)

10. Beutler B, Georges EG: *Tumor necrosis factor in the pathogenesis of infectious diseases.* Crit Care Med 21: 423-435 (1993)

11. Bianchi ME, Manfredi AA: *High-mobility group box 1(HMGB-1) protein at the crossroads between innate and adaptive immunity.* Immun Rev 220: 35-46 (2007)

12. Bosshard A, Regli B: *Sepsis-von den Glukokortikoiden bis zum intensiven Insulin: enttäuschte Hoffnungen?* Schweiz Med Forum 9: 159-164 (2009)

13. Broad A, Jones DEJ, Kirby JA: *Toll-Like Receptor (TLR) Response Tolerance: A Key Physiological "Damage Limitation" Effect and an Important Potential Opportunity for Therapy.* Curr Med Chem 13: 2487-2502 (2006)

14. Brücker UB, Schneider EM: *Microarrays in der experimentellen und klinischen Forschung.* In: Krukemeyer MG, Spiegel H-U (Hrsg). *Chirurgische Forschung*, 1. Aufl, Thieme, Stuttgart-New York: 304-316 (2005)

15. Buwitt-Beckmann U, Heine H, Wiesmuller KH, Jung G, Brock R, Ulmer AJ: *Lipopeptide structure determines TLR2 dependent cell activation level.* Fed of Eur Biochem Soc J 272: 6354-6364 (2005)

16. Cavaillon JM, Adib-Conquy M: *Bench-to-bedside review: Endotoxin tolerance as a model of leukocyte reprogramming in sepsis.* Crit Care Med 10: 233-240 (2006)

17. Cavaillon JM, Annane D: *Compartmentalization of the inflammatory response in sepsis and SIRS.* J Endotoxin Res 12: 152-162 (2006)

18. Charles D: *Blocking IL-1 in systemic inflammation.* J Exp Med 201: 1355-1359 (2005)

19. Choileain NN, Redmond PH: *Cell response to surgery.* Arch Surg 141: 1132-1140 (2006)

20. Chorny A, Anderson P, Gonzalez-Rey E, Delgado M: *Ghrelin protects against experimental sepsis by inhibiting High-Mobility Group Box 1 release and by killing bacteria.* J Immunol 180: 8369-8377 (2008)

21. Cinel I, Opal SM: *Molecular biology of inflammation and sepsis: A primer.* Crit Care Med 37: 291-304 (2009)

22. Damo X, Haiying L, Mousa KK: *Direct and Indirect Role of Toll-Like Receptors in T Cell Mediated Immunity.* Cell Mol Immunol 1: 239-246 (2004)

23. Dinarello C: *Interleukin-1 and Interleukin-1 antagonism.* Blood 77: 1627-1652 (1991)

24. Dobrovolskaia MA., Medvedev AE, Thomas KE, Cuesta N, Erlandsson HH, Andersson U: *Mini-review: The nuclear protein HMGB-1 as a proinflammatory Biomarker.* Eur. J. Immunol 34: 1503–1512 (2004)

25. Ertel W, Kremer JP, Kenney J, Steckholzer U, Jarrar D, Trentz O, Schildberg FW: *Downregulation of proinflammatory cytokine release in whole blood from septic patients.* Blood 85: 1341-1347 (1995)

26. Erzin Y, Koksal V, Altun S, Dobrucali A, Aslan M, Erdamar S,Goksel S, Dirican A, Kocazeybek B: *Role of host interleukin 1β gene (IL-1B) and interleukin 1 receptor antagonist gene (IL-1RN) polymorphisms in clinical outcomes in Helicobacter pylori -positive Turkish patients with dyspepsia.* J Gastroenterol 43: 705-710 (2008)

27. Farhat K., Riekenberg S, Heine H, Debarry J, Lang R, Mages J, Buwitt-Beckmann U, Roschmann K, Jung G, Wiesmuller KH, Ulmer AJ: *Heterodimerization of TLR2 with TLR1 or TLR6 expands the ligand spectrum but does not lead to differential signaling.* J Leukoc Biol 83: 692-701 (2008)

28. Fisher CJJ, Opal SM, Lowry SF, Balk RA, Sadoff JC, Abraham E, Schein RMH, Ernest B, for the Soluble TNF Receptor Sepsis Study Group: *Treatment of septic shock with the tumor necrosis factor receptor: Fc fusion protein.* N Engl J Med 334: 1697-1702 (1996)

29. Gaini S, Pedersen SS, Koldkjaer OG, Pedersen C, Moller HJ: *High mobility group box-1 protein in patients with suspected community-aquired infections and sepsis: a prospective study.* Crit Care Med 11: 32-41 (2007)

30. Goldstein DM, Gabriel T: Pathway to the Clinic: *Inhibition of P38 MAP Kinase. A Review of Ten Chemotypes Selected for Development.* Curr Med Chem 5: 1017-1029 (2005)

31. Guangwei L, Yong Z: *Toll-like receptors and immune regulation: their direct and indirect modulation on regulatory CD4+ CD25+ T cells.* J Immunol 122: 149–156 (2007)

32. Härter L, Ladislav M, Stocker R, Trentz O, Keel M: *Increased expression of Toll-like Receptor-2 and -4 on leukocytes from patients with sepsis.* Shock 22: 403–409 (2004)

33. Herzum I, Renz H: *Inflammatory markers in SIRS, Sepsis and Septic Shock.* Curr Med Chem 15: 581-587 (2008)

34. Hotchkiss RS, Karl IE: *The pathophysiology and treatment of sepsis.* N Engl J Med 348: 138-150 (2003)

35. Ishii KJ, Uematsu S, Akira S: *Toll Gates for Future Immunotherapy.* Curr Pharm Des 12: 4135-4142 (2006)

36. Itoh K, Watanabe A, Funami K, Seya T, Matsumoto M: *The Clathrin-Mediated Endocytic Pathway Participates in dsRNA-Induced IFN-γ Production.* J Immunol 181: 5522-5529 (2008)

37. Jacinto R, Hartung T, McCall C, Liwu L: *Lipopolysaccharide- and Lipoteichoic Acid-Induced Tolerance and Cross-Tolerance: Distinct Alterations in IL-1 Receptor-Associated Kinase1.* J Immunol 168: 6136–6141 (2002)

38. Janeway CA, Travers P, Walport M, Shlomchik M: *Die T-Zell-vermittelte Immunität.* In: Kerstin Mahlke (Hrsg). *Immunologie.* 5. Aufl, Spektrum Akademischer Verlag: 317-342 (2002)

39. Johnson SB, Lissauer M, Bochicchio GV, Moore R, Cross AS, Scalea TM: *Gene Expression Profiles Differentiate Between Sterile SIRS and Early Sepsis.* Ann Surg 245: 611-621 (2007)

40. Kawai T, Akira S: *TLR Signaling.* Cell Death Differ 13: 816-825 (2006)

41. Krieg AM: *TLR9 and DNA 'feel' RAGE.* Nat Immunol 8: 475-477 (2007)

42. Lee JC, Kumar S, Griswold DE, Underwood DC, Votta BJ, Adams JL: *Inhibition of p38 MAP kinase as a therapeutic strategy.* Immunopharm 47: 185–201 (2000)

43. Lehner MD, Morath S, Michelsen KS, Schumann RR, Hartung T: *Induction of Cross-Tolerance by Lipopolysaccharide and Highly Purified Lipoteichoic Acid Via Different Toll-like Receptors Independent of Paracrine Biomarkers.* J Immunol 166: 5161-5167 (2001)

44. Lemaitre B, Nicolas E, Michaut L, Reichhart JM, Hoffmann JA: *The dorsoventral regulatory gene cassette spätzle/Toll/cactus controls the potent antifungal response in Drosophila adults.* Cell 86: 973–83 (1996)

45. Minnich DJ, Moldawer LL: *Nutrition Society Symposium: Nutrition and metabolism in critical care, Anti-cytokine and anti-inflammatory therapies for the treatment of severe sepsis: progress and pitfalls.* Proc Nutr Soc 63: 437-441 (2004)

46. Moore R, Cross AS, Scalea TM: *Gene Expression Profiles Differentiate Between Sterile SIRS and Early Sepsis.* Annals Surg 245: 611-621 (2007)

47. Oberholzer A, Oberholzer C, Moldawer LL: *Sepsis syndromes: understanding the role of innate and aquired immunity.* Shock 16: 83-96 (2001)

48. Opal SM, Fisher CJJ, Dhainaut JFA, Vincent JL, Brase R, Lowry SF, Sadoff JC, Slotman GJ, Levy H, Balk RA, Shelly MP, Pribble JP, LaBrecque JF, Lookabaugh J, Donovan HBS, Dubin H, Baughman R, Norman J, DeMaria E, Matzel K, Abraham E, Seneff M: *Confirmatory interleukin-1 receptor antagonist trial in severe sepsis: a phase III, randomized, double-blind, placebo-controlled, multicenter trial.* Crit Care Med 25: 1115-1124 (1997)

49. Osuchowski MF, Welch K, Siddiqui J, Remick DG: *Circulating Cytokine/Inhibitor Profiles Reshape the Understanding of the SIRS/CARS Continuum in Sepsis and Predict Mortality.* J Immunol 177: 1967–1974 (2006)

50. Pirog KA, Stabinsky Y, Goldman R: *Cytokines.* In: Stabinsky Y, Goldman R (Hrsg). *PeproTech Cytokine Index.* 2. Aufl, PeproTech Inc. Rocky Hill, New Jersey: 82, 93, 101, 104, 118, 136, 143, 195 (2006)

51. Pruitt JH, Copeland EM, Moldawer LL: *Interleukin-1 and Interleukin-1 antagonism in sepsis, systemic inflammatory response syndrome, and septic shock.* Shock 3: 235-251 (1995)

52. Reiner AP, Wurfel MM, Lange LA, Carlson CS, Nord AS, Carty CL, Rieder MJ, Desmarais C, Jenny NS, Iribarren C, Walston JD, Williams OD, Nickerson DA, Jarvik GP: *Polymorphisms of the IL-1-Receptor Antagonist Gene (IL-1RN) Are Associated With Multiple Markers of Systemic Inflammation.* Arterioscler Thromb Vasc Biol. 28: 1407-1412 (2008)

53. Reinhart K, Brunkhorst FM, Bone HG, Gerlach H, Gründling M, Kreymann G, Kujath P, Marggraf G, Mayer K, Meier-Hellmann A, Peckelsen C, Putensen C, Quintel M, Ragaller M, Rossaint R, Stüber F, Weiler N, Welte T, Werdan K: *Diagnose und Therapie der Sepsis. S-2 Leitlinien der Deutschen Sepsis-Gesellschaft e.V. (DSG) und der Deutschen Interdisziplinären Vereinigung für Intensiv- und Notfallmedizin (DIVI).* Intensivmed 43: 369-384 (2006)

54. Reinhart K, Karzai W: *Anti-tumor necrosis factor therapy in sepsis: Update on clinical trials and lessons learned.* Crit Care Med 29: 121-125 (2001)

55. Salomao R, Martins PS, Brunialti MKC, Fernandes ML, Martos LSW, Mendes ME, Gomes NE, Rigato O: *TLR signaling pathway in patients with sepsis.* Shock 30: 73-76 (2008)

56. Schindler JF, Monahan JB, Smith WG: *P38 Pathway Kinases as Anti-inflammatory Drug Targets.* J Dental Res 86: 800-811 (2007)

57. Shimaoka M, Park EJ: *Advances in understanding sepsis.* Eur J Anaesthesiol 25: 146-153 (2008)

58. Sutmuller R, Garritsen A, Adema GJ: *Regulatory T cells and toll-like receptors: regulating the regulators Roger Sutmuller.* Ann Rheum Dis 66: 91-95 (2007)

59. Suzuki R, Hirasawa H, Oda S, Nakamura M, Watanabe E, Abe R, Nakada T, Otani S: *The influence of IL-1 gene cluster polymorphisms on the outcome through IL-1ra/IL-1β imbalance in intensive care unit patients.* J Japanese Soc Intensive Care Med 14: 81-84 (2007)

60. Takeda K, Akira S: *Microreview Toll receptors and pathogen resistance.* Cell Microbiol 5: 143-153 (2003)

61. Tian J, Avalos AM, Mao SY, Chen B, Senthil K, Wu H, Parroche P, Drabic S, Golenbock D, Sirois C, Hua J, An LL, Audoly L, La RG, Bierhaus A, Naworth P, Marshak-Rothstein A, Crow MK, Fitzgerald KA, Latz E, Kiener PA, Coyle AJ: *Toll-like receptor 9–dependent activation by DNAcontaining immune complexes is mediated by HMGB-1and RAGE.* Nat Immun 8: 487-496 (2007)

62. Toshchakov V, Ren T, Cody MJ, Michalek SM, Rice NR, Vogel SN: *Induction of In Vitro Reprogramming by Toll-Like Receptor (TLR)2 and TLR4 Agonists in Murine Macrophages: Effects of TLR "Homotolerance" Versus "Heterotolerance" on NF-kB Signaling Pathway Components1.* J Immunol 170: 508-519 (2003)

63. Tse K, Horner AA: *Update on toll-like receptor-directed therapies for human disease.* Ann Rheum Dis 66: 77-80 (2007)

64. Voss S, Ulmer AJ, Jung G, Wiesmuller KH, Brock R: *The activity of lipopeptide TLR2 agonists critically depends on the presence of solubilizers.* Eur J Immunol 37: 3489-3498 (2007)

65. Waage A, Espevik T: *Interleukin 1 potentiates the lethal effect of Tumor necrosis factor alpha/cachectin in mice.* J Exp Med 167: 1987-1997 (1988)

66. Wajant H, Pfizenmaier K, Scheurich P: *Tumor necrosis factor signaling.* Cell Death Diff 10: 45-65 (2003)

67. Weiß C: *Rangsummentests, die Bedeutung des p-Wertes.* In: Weiß C, Rzany B (Hrsg.). *Basiswissen Medizinische Statistik.* 3. Auflage, Springer, Heidelberg: 197-199, 215-222 (2005)

68. Wöhrle T, Du W, Götz A, Hsu HY, Joos TO, Weiss M, Bauer U, Brückner UB, Schneider EM: *Pathogen specific cytokine release reveals an effect of TLR2 Arg753Gln during Candida sepsis in humans.* Cytokine 41: 322-329 (2008)

69. Zeuke S, Ulmer AJ, Kusumoto S, Katus HA, Heine H: *TLR4-mediated inflammatory activation of human coronary artery endothelial cells by LPS.* Cardiovasc Res 56: 126-134 (2002)

70. Zhang X, Morrison DC: *Lipopolysaccharide structure-function relationship in activation versus reprogramming of mouse peritoneal macrophages.* J Leukoc Biol 54: 444-450 (1993)

Anhang

Im Anhang ist eine Tabelle mit Mediatorkonzentrationen, die außerhalb des TruCulture® Systems im Plasma der Probanden bestimmt wurden.

Tabelle 29: Biomarker Interleukin (IL)-1ß, Tumornekrosefaktor (TNF)-α, IL-6, löslicher Tumornekrosefaktor Rezeptor (sTNF-R)II, IL-10, IL-13, *Macrophage-inflammatory Protein* **(MIP)-1α, Monocyte Chemoattractant Protein (MCP)-1, Eotaxin, Metalloproteinase (MMP)-3 und MMP-9 im Heparin- und Athylendiamintetraessigsäure (EDTA)-Plasma von Kontrollen, Trauma- und Sepsispatienten; cave: Reihenfolge der Donoren (Blutspender) nicht eingehalten.**

	IL-1ß	TNF-α	IL-6	sTNF-RII	IL-1RA	IL10	IL-13	MIP-1α	MCP-1	Eotaxin	MMP-3	MMP-9
	pg/ml	pg/ml	pg/ml	pg/ml	pg/ml	pg/ml	pg/ml	pg/ml	pg/ml	pg/ml	pg/ml	pg/ml
Gesund	1,4	5,6	1,8	1200	68	2,3	50	42	147	294	10000	30000
	LOW	2,5	1,4	1500	80	5,1	41	44	89	330	46000	3200
	LOW	2,1	1,8	2400	56	5,5	71	37	95	303	LOW	LOW
	LOW	2,5	1,4	2700	52	5,5	73	33	85	361	LOW	LOW
	LOW	LOW	LOW	2100	24	6,2	73	28	209	421	9500	LOW
Trauma	0,75	2,5	17	5000	88	267	50	31	169	146	235000	36000
	0,99	7,5	110	7200	1130	19	39	46	494	55	LOW	26000
	0,49	5,4	44	2800	159	13	68	35	440	87	LOW	LOW
	0,49	6,7	20	8400	2150	21	52	43	165	212	LOW	LOW
	0,99	6,8	48	8800	986	38	164	152	250	744	LOW	LOW
	LOW	11	56	1300	2940	20	38	40	615	157	LOW	LOW
	LOW	4,3	180	9000	274	36	52	19	296	89	LOW	LOW
	LOW	2,9	81	6800	452	13	41	35	469	303	LOW	LOW
	LOW	4,3	34	7000	812	15	44	35	68	65	LOW	LOW
Sepsis	2,8	14	30	27000	1800	16	39	69	230	97	1750000	211000
	1,1	5,4	102	51000	555	21	24	60	66	42	3910000	1340000
	1,5	5,4	8,5	8200	137	9,9	37	41	11	36	1540000	653000
	LOW	1,1	49	34000	410	14	50	59	23	87	8190000	194000
	LOW	2,3	27	28000	354	12	37	46	17	64	898000	236000
	LOW	LOW	54	2600	84	10	40	34	32	14	972000	367000
	LOW	LOW	15	9500	559	16	39	48	109	86	2270000	115000

Danksagung

Diese Arbeit entstand durch die Mithilfe zahlreicher weiterer Personen, die hinsichtlich Arbeitsbetreuung, Begutachtung und Korrekturlesen der Arbeit, technischer Unterstützung im Labor, hilfreicher Tipps und nicht zuletzt persönlicher Motivation einen wertvollen Beitrag geleistet haben. Diesbezüglich gilt mein besonderer Dank Frau Prof. Dr. Marion Schneider, Prof. Dr. Manfred Weiss, Prof. Dr. Markus Huber-Lang, Prof. B. Brückner; Prof. Mathias Schmid, Prof. Dr. Josef Högel, Herrn Marzinzig, Yun Liu, Tobias Wöhrle und natürlich all den denjenigen, die jetzt nicht genannt wurden.

Über den Autor

Frau Dr. med Jelena Bindja (geboren 1985) absolvierte erfolgreich das Studium der Medizin von 2004-2010 an der Universität Ulm. Sie war stets bemüht ein breites Angebot aus dem vielseitigen Spektrum der Medizin während ihres Studiums aufzunehmen; ihre Wahlfächer umfassten Katastrophenmedizin, Homöopathie, Anthroposophie, Endokrinologie, Critical care medicine, sowie Medical English. Darüber hinaus absolvierte sie diverse Praktika in den Bereichen Innere Medizin (Gastroenterologie), Chirurgie (Viszeral-/Abdominalchirurgie), Psychiatrie, Radiologie und Neurologie.

Ihre Dissertation fertigte sie in der Abteilung für Expereimentelle Anästhesiologie bei Frau Prof. Dr. Marion Schneider an, mit dem Gesamtergebnis „summa cum laude". Während ihrer Promotion entstand auch diese vorliegende Arbeit. Die Ergebnisse wurden ebenfalls im Rahmen eines Diskussionsvortrages auf dem *8th World Congress on Trauma, Shock, Inflammation and Sepsis* 2010 in München vorgestellt und eine Publikation unter dem Titel *Synthetic ligands against TLR2-9 in TrueCulture™ - whole blood assays distinguish clinical stages of SIRS (trauma) and sepsis* im wissenschaftlichen Journal Inflammation Research ist in Bearbeitung. Zur Zeit (2011) arbeitet sie als Assistenzärztin an den SLK-Kliniken in Heilbronn.

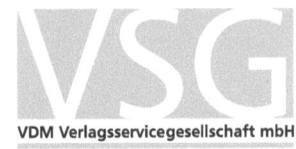

Die VDM Verlagsservicegesellschaft sucht für wissenschaftliche Verlage abgeschlossene und herausragende

Dissertationen, Habilitationen, Diplomarbeiten, Master Theses, Magisterarbeiten usw.

für die kostenlose Publikation als Fachbuch.

Sie verfügen über eine Arbeit, die hohen inhaltlichen und formalen Ansprüchen genügt, und haben Interesse an einer honorarvergüteten Publikation?

Dann senden Sie bitte erste Informationen über sich und Ihre Arbeit per Email an *info@vdm-vsg.de*.

Sie erhalten kurzfristig unser Feedback!

VDM Verlagsservicegesellschaft mbH
Dudweiler Landstr. 99
D - 66123 Saarbrücken

Telefon +49 681 3720 174
Fax +49 681 3720 1749

www.vdm-vsg.de

Die VDM Verlagsservicegesellschaft mbH vertritt

 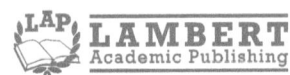 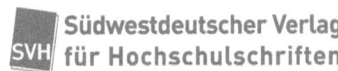